懸吊健身訓練
圖解全書

BEN PRATT
班‧普拉特——著 蔣義——譯

The
COMPLETE GUIDE to
SUSPENDED
FITNESS TRAINING

Garden 3

懸吊健身訓練圖解全書
The Complete Guide to Suspended Fitness Training

作　　者　班‧普拉特（Ben Pratt）
譯　　者　蔣　義
責任編輯　林慧雯
美術設計　黃暐鵬
編輯出版　行路／遠足文化事業股份有限公司
總 編 輯　林慧雯

社　　長　郭重興
發行人兼
出版總監　曾大福
發　　行　遠足文化事業股份有限公司　代表號：（02）2218-1417
　　　　　23141新北市新店區民權路108之4號8樓
　　　　　客服專線：0800-221-029　傳真：（02）8667-1065
　　　　　郵政劃撥帳號：19504465　戶名：遠足文化事業股份有限公司
　　　　　歡迎團體訂購，另有優惠，請洽業務部（02）2218-1417分機1124、1135
法律顧問　華洋法律事務所　蘇文生律師

印　　製　韋懋實業有限公司
初版一刷　2020年1月
定　　價　399元

行路出版最新書籍訊息可參見Facebook粉絲頁：www.facebook.com/WalkPublishing

國家圖書館預行編目資料

懸吊健身訓練圖解全書／班‧普拉特（Ben Pratt）著；蔣義譯
—初版—新北市：行路，遠足文化，2020.01
面；公分
譯自：The complete guide to suspended fitness training
ISBN 978-986-98040-5-9（平裝）
1.健身運動 2.體能訓練 3.運動健康
411.711　　　　　　　　　　　　　108018746

This translation of The Complete Guide to Suspended Fitness Training
is published by Walk Publishing, a division of Walkers Culture Co. Ltd.,
by arrangement with Bloomsbury Publishing Plc.

特別聲明：本書中的言論內容不代表本公司／出版集團的立場及意見，
由作者自行承擔文責。

目錄

引言：世紀「懸」案

近年來，以訓練繩或訓練帶懸吊身體進行的健身法，人氣可說扶搖直上，隨著眾多喜歡運動的消費者與健身愛好者日益需要懸吊健身，近年來專業健身教練也益發重視這種訓練方式。這個現象其實不令人意外，畢竟對於想要增強力量、提升運動能力，並形塑出結實健美身形的人來說，懸吊訓練可說既有趣又刺激。

用訓練繩或訓練帶懸吊身體會導致重心不穩，從而使克服重力牽引變得更加困難，大幅增加肌肉負擔。這個身體上的挑戰結合各式各樣有趣又創意十足的動作後，懸吊訓練就此誕生，它在健身產業中獨樹一幟，劃出了一塊利基市場，不論是其他健身運動圈、競技運動界還是軍方，都廣泛運用。這本書將特別聚焦在如何運用它增強體適能，書中會使用「懸吊健身訓練」（SFT，Suspended fitness training）一詞。

訓練目標

健身訓練能達成許多目標，包括提升肌耐力、改正身體姿勢，以及增加肌肥大和最大肌力等等，不一而足。但要是宣稱懸吊健身訓練能達成所有健身目標，那是誇大其辭。懸吊訓練器材若使用得宜，確實能達成廣泛的健身目標，但這項器材仍有美中不足之處，有時使用其他訓練方式明顯是更好的選擇。話雖如此，懸吊健身訓練若經過細心又有創意的規劃，對處於不同階段、能力各異的健身人士確實都有效果，不論對初學、中階還是進階的健身者，都效用絕佳。能透過懸吊器材達成的健身目標大致包括：

- 提升肌耐力
- 提升以自身體重訓練時的肌力（這不是最大肌力）
- 提升肌肉張力
- 提升關節穩定度
- 提升核心肌力及穩定度
- 提升爆發力和速度相關的力量
- 提升身體覺察力（本體感覺）
- 可能對體重控制計畫大有幫助
- 可能對特定運動的訓練計畫大有幫助
- 可能對傷後復健計畫大有幫助
- 可能對矯正運動計畫大有幫助

若想學習如何設計一套適當的懸吊訓練計畫，以及如何用各種方法達成上述各種目標，不只需要一顆勤奮的心，更要對懸吊訓練懷有滿腔的熱血與熱情。你也可以向合格的專業健身教練尋求建議，這將幫助你更明白如何設計出效果顯著的訓練計畫。

　　然而，儘管懸吊健身訓練能滿足這麼廣泛的目的，卻不太適合用來進行肌肥大訓練（增肌）、最大肌力訓練與最大爆發力訓練。懸吊訓練對於達成這些目標是多少有點幫助，但是單憑懸吊器材就想達成這些目的，恐怕是緣木求魚。

　　此外，雖然本書主要探討懸吊健身訓練，但要提升體適能不是只有這個辦法，你不必單單從事這種訓練，當然也可以在每週的訓練計畫中，加入啞鈴、壺鈴、抗力球、藥球等器材，與懸吊器材相輔相成。如此一來，你的訓練計畫會更多元，健身過程會更有趣，讓你更願意持續下去。

　　我撰寫這本書的目的，是帶領讀者深入認識懸吊健身訓練，知道它可以如何有效地改善健康狀況並增進體適能。書中會縱觀懸吊訓練的歷史、介紹其運動機制，進而讓讀者了解設計一套懸吊訓練計畫背後的原理。我們不會僅止於紙上談兵，書中會有系統地詳盡傳授許多懸吊訓練動作，提供足夠的理論知識與實作方法，領你踏入懸吊健身訓練的世界。親身經歷這些熱血刺激又效果顯著的鍛鍊後，你的體態將會日趨健美，身體功能也將達到前所未有的高峰。

　　這就踏出第一步，準備打造煥然一新的強健體魄吧！

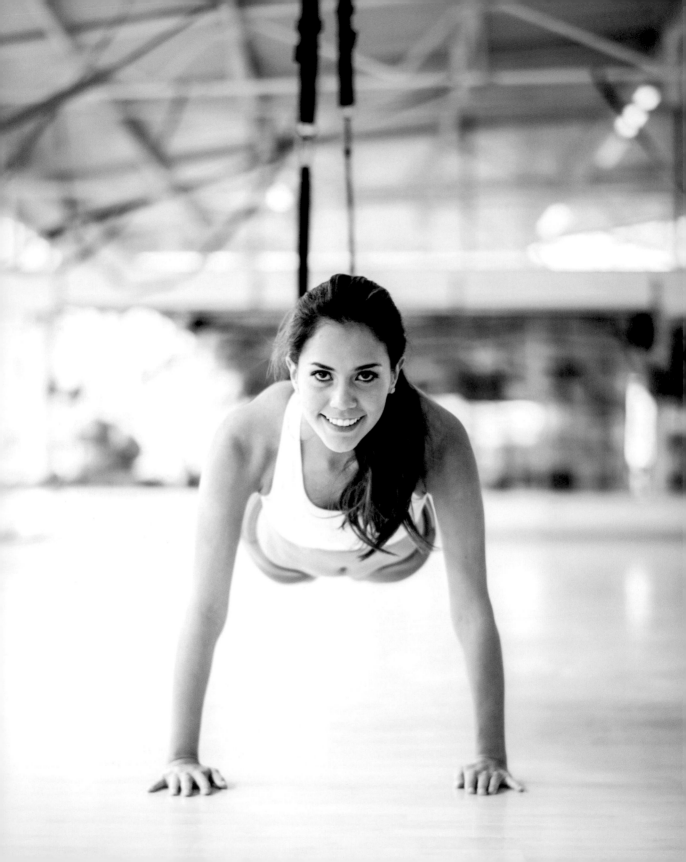

懸吊訓練簡史
A BRIEF SUSPENDED HISTORY

懸吊健身訓練可追溯至幾個不同源頭，它與古印加帝國、馬戲團傳統、德國體操和較近期的美國海豹部隊，均有淵源，要探究懸吊訓練的發展，端看要追溯至多久以前的歷史。畢竟打從近代人類出現在歷史舞台上，利用藤蔓、繩索或綁帶進行懸吊、擺盪或攀爬等運動，就不在少數。

古印加帝國

古印加文明活躍於十五、十六世紀，涉及使用繩索懸吊身體進行訓練，以提升運動表現的紀錄，最早可能就出自於此。印加人稱自己的國家為「四方之地」，意即由四個地區組成的王國，印加帝王為了有效治理幅員遼闊的帝國，首要之務便是確保訊息能在帝國的四大地區之間迅速、確實地傳遞，於是印加人召來運動能力超群絕倫的少年，將他們訓練為「查斯基信使」（Chasqui），意即迅捷的傳訊人。

當年的印加人建設了無數蜿蜒的道路、小徑和繩橋，在整座安地斯山脈之中穿梭，並在這些路徑上密密麻麻地設滿了傳訊中繼站。風塵僕僕的查斯基信使，會將攜來的訊息傳給在中繼站休息的另一名信使，由後者接力將訊息儘速攜往下一個中繼站。每個中繼站大約相距六至九公里，訊息就這樣一站接著一站傳遞下去，最終抵達目的地。

馬戲團傳統

馬戲團中最受觀眾歡迎的特技表演，大概非「空中飛人」莫屬。這項表演通常由至少兩名表演者攜手演出——其中一人在空中飛盪騰躍，另一人則負責將他牢牢抓住。兩人懸掛在來回擺盪的高空鞦韆上，在空中騰躍、翻滾、旋轉，然後接住彼此，精湛又驚險的動作往往令台下觀眾驚呼連連、樂不可支。

空中飛人表演由法國雜技員朱爾・李歐塔德（Jules Léotard）首創，並成功於1859年11月12日完成第一次演出。雜技員必須咬緊牙

關，投入無與倫比的心力和努力，挺過這項極其艱苦的懸吊訓練，才能將表演所需的技術練得駕輕就熟。或許正因如此，空中飛人這項歷史超過一個世紀半的表演項目，至今仍能擄獲觀眾芳心，吸引男女老少走入馬戲團共襄盛舉。

近代體操

體操界中最早的懸吊訓練紀錄，是由德國體操教練阿道夫・斯比次（Adolf Spieß）於1842年寫下。斯比次發明了一種供人懸吊擺盪的體操器材，他在兩條強韌的繩索底端接上三角形握環，將之命名為ringeschwebel，直譯為「吊環」。隨著這項懸吊體操器材越來越受矚目，原本的三角形握環也開始出現不同形式。1903年於比利時安特衛普（Antwerp）舉辦的第一屆世界競技體操錦標賽中，圓形和三角形吊環皆有使用。

海豹部隊

以健身為目標的懸吊訓練之所以在二十一世紀廣受矚目，可歸功於美國海豹部隊軍官蘭迪・海崔克（Randy Hetrick）。海崔克於軍中服役時，曾輪調至許多地區，派駐外地時往往難以取得一般健身器材進行訓練。為了克服這項難處，他結合一條舊柔道腰帶和一些降落傘織帶，並用一個金屬扣環將器材固定在錨點上，就這樣做出了懸吊訓練器材最原始的雛形。

海崔克於2001年退伍後進入商學院就讀，逐漸將他的健身點子開發為一項不僅實際可行，還十分吸引人的健身產品。海崔克更想出一個精明的點子——他決定建立一套有效的教學系統搭配這項新產品。此舉使懸吊健身訓練接觸到廣大民眾，在主流健身界版圖中強勢搶占了一席之地。

時至今日，世界各國最頂尖的競技運動隊伍、各國軍隊、大至連鎖健身中心、小至獨立健身房和私人教練，全都將懸吊訓練納為他們健身兵器庫中最鋒利的利刃，寶劍出鞘便能使體適能邁向巔峰、增強肌力，一刀刀雕塑出完美身形。

最近幾年更發展出其他懸吊訓練系統，運用訓練帶、繩索和滑輪增加身體負荷來進行運動，這些發展也將新觀念和想法引進了懸吊訓練界，並使懸吊訓練器材銷售市場的競爭日趨激烈。這些輕便又多功能的健身器材非常實用又能隨身攜帶，幾乎在任何地點、任何場域都能使用。靠著更多樣的用途、可以輕鬆取得的健身教學，再加上低廉的價格，懸吊健身訓練吸引了許多人。不僅如此，進行懸吊訓練的場域已不限於傳統的健身中心，現在在一般住家中、辦公室裡，甚至是旅途上，懸吊訓練都已成為健身愛好者的良伴，可說是頻繁可見。

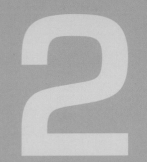

懸吊訓練器材
SUSPENDED EQUIPMENT

懸吊訓練市場現已出現多元化發展，不同產品競爭激烈，各大廠牌設計出各式各樣的器材，卯足全力爭搶消費者的青睞和銀彈。以企業規模和銷售量來說，海崔克原創的懸吊訓練品牌TRX仍穩坐業界龍頭，但也有其他幾家品牌殺出了一條血路，各自打下江山，建立自己的客戶群。Inkaflexx、Fitkitpro、Ztrainer、The Human Trainer、Jungle Gym XT、Milokit、Reebok Gravity Trainer、Suspended Movement Trainer、CrossCore rotational trainer、aeroSling Elite這些品牌全都推出了懸吊訓練器材搶占市場，與TRX正面對決。按照目前的發展，懸吊訓練器材品牌數量很可能會有增無減。

市場上各種懸吊訓練器材令人目不暇給，廠商更是全都聲稱自家產品品質最佳，消費者勢必要對器材的設計原理和特色有最基本的認識，才能用合理的價格買到高品質的商品，避免花費冤枉錢。一般懸吊器材的價格差異甚鉅，最便宜的產品大約定價四十到五十美元，最高端的產品售價通常落在兩百五到三百五美元。商品是否符合預算當然是重要考量，但事情往往沒那麼簡單，並不是決定好掏出多少錢，就一定能買到符合需求的器材。了解自己看重哪些額外的特色、產品是否耐用、生產品質的好壞以及產品的外觀設計等等，都會影響你如何選擇懸吊訓練器材。

懸吊健身訓練器材種類繁多，本章將實際引導你認識各種訓練帶、介紹各類器材中常見的特色，讓你獲得全面的資訊，好購買一套最適合自己的器材。無論品牌、型號，懸吊訓練器材通常都有以下這些共同結構和特色：

- 用來將器材固定在錨點上的扣環、綁帶或繩索
- 可調整長度的訓練帶或訓練繩，連接錨點與握把
- 用來將訓練帶固定在理想長度的調整扣或

其他結構

- 兩個握把，連接於可調式訓練帶或訓練繩的底端

用最低預算購買懸吊訓練器材，通常只能買到這些基本的組件，較高端的產品則會提供更多組件和功能，品質也會更上一層樓。本章將繼續探討懸吊訓練器材較為常見的功能與特色。最好的切入點，當然就是整套器材最重要的要件——訓練帶。

訓練帶／織帶

大多數懸吊訓練帶，材質都不會超出聚丙烯、尼龍或聚酯纖維等三類。訓練帶的材質或許看似無關緊要，其實依照使用目的不同，選用的材質可能造成不容小覷的影響。

聚丙烯——有良好的抗 UV 能力，受陽光照射也不會褪色；聚丙烯也不太吸水，因此較能抗霉、抗腐。此材質缺點則是不耐磨，若在粗糙表面上摩擦可能造成磨損。一英寸（2.54公分）寬輕量型訓練帶的建議最大承重為90公斤（200磅），而一英寸寬重量型訓練帶的建議最大承重可達136公斤（300磅）。三種常見的訓練帶材質中，聚丙烯絕對是最便宜的，價格往往只有尼龍材質的一半，因此主打低預算市場的品牌經常採用。

尼龍——耐磨度絕佳，適合會高度損耗器材的

使用者，但此材質吸水力也很強，因此較容易發霉或朽壞。若經常在戶外使用，特別是天氣狀況不佳時，尼龍可能不是最好的選擇。尼龍的觸感較為柔軟滑順，摩擦皮膚時較不會產生不適。一英寸寬的標準尼龍扁帶，最大承重可達450公斤（1,000磅）。上述特性使尼龍材質成為懸吊訓練帶市場中的寵兒。尼龍的價格高於聚丙烯，但最貴的材質當屬聚酯纖維。

聚酯纖維——集聚丙烯和尼龍的優點於一身，卻不受這些材質的缺點限制。聚酯纖維訓練帶不太會吸水，因此抗霉、抗腐能力極佳。除此之外也極為耐磨，因此不論天氣陰晴都是戶外使用的絕佳選擇。聚酯纖維的觸感比聚丙烯更柔軟，但不及尼龍那般滑順。一條一英寸寬的聚酯纖維訓練帶，最大承重可高達565公斤（1,250磅）。聚酯纖維在三種常見的訓練帶材質中價格最為昂貴，但此材質集所有優點於一身又沒有任何缺點，在懸吊器材市場仍廣受青睞。

硬體組件

整套懸吊訓練器材組若少了各個硬體組件，就徒剩一段訓練織帶而已。一段再平凡不過的訓練帶，加上了扣環、調整扣和握把，就此搖身一變，成為功能齊全的懸吊健身訓練系統。正如前文所述，大多數織帶都十分強韌，能承受高強度的訓練負荷。就連建議承重最低的聚丙烯一英寸寬輕量型訓練帶，雖然建議承重僅90公斤，但會實際造成斷裂的臨界值都

是四倍多，達到400公斤（880磅）的水準。一英寸寬的尼龍和聚酯纖維訓練帶的斷裂臨界值，則分別是1,350公斤和1,700公斤。如果訓練帶沒有受損或過度耗損，進行一般健身訓練時斷裂的機率，可說是微乎其微。塑膠握把可以覆上一層泡棉或橡膠，使用起來會更舒適。

扣環、調整扣和握把必須夠堅固、品質夠好，才能在進行懸吊健身訓練時承受重量和拉力。也正是從這些小組件上，最能看出做工品質的優劣。這些小組件有連接各部的功用，較常採用不銹鋼、黃銅、鋁等金屬材質，但也有些產品以耐用塑膠取代。

低預算商品通常採用較不耐用的金屬或塑膠組件，握把材質可能也是較不舒適的塑膠；而高端產品通常採用更堅固、更耐用的金屬組件，並選用堅實又舒適的一體成型握把。高品質的懸吊產品會確保調整扣和扣環都非常耐用，可能使組件損壞的承重臨界值與訓練帶的斷裂臨界值達到相同等級，使整套懸吊訓練器材沒有特別薄弱的缺點。

額外特色

懸吊訓練器材還有幾項額外特色或設計上的差異，值得打算選購的人參考。

1. **單錨點與雙錨點訓練帶**——依照某些品牌的設計，懸吊訓練帶的主體應穿過一個小環圈，再使這個小環圈與錨點扣環和錨點綁帶連接。這種架設方式較為容易，只需固定一條錨點綁帶就能開始使用。單錨點的設計，令訓練繩帶的主體比較不穩，可能在固定於錨點的環圈中來回滑動。這樣的狀況可能會有點惱人，不太容易習慣，對還未能掌握兩個握把之間平衡的初學者而言，更是頭痛。不過有些專家認為，訓練帶來回滑動其實有益無害，因為在訓練過程中試圖平衡身體重心能增加肌肉活動，尤其能鍛鍊腹部或核心肌群。

單錨點設計還有一項特色：訓練帶和錨點綁帶全都繫在中央位置，使用訓練帶時無法調整繩帶的角度或位置。在頭頂上方連於單一錨點的訓練帶會彼此牽引，離手臂的距離較近，因此使用時更容易與身體摩擦。由於單錨點訓練帶只需要一個錨點扣環和一條錨點綁帶，廠商生產的成本較低，但獲益的往往不是消費者，而是廠商。

有些品牌選擇雙錨點設計，此種設計之下，左右兩邊的訓練帶彼此互不相連，各有獨立的錨點扣環和錨點綁帶。雖然需花費兩倍工夫才能將整套懸吊訓練組固定在適合的錨點上，卻也讓使用者能根據自己的身體寬度，調整兩條訓練帶繫的地方，也能調整

訓練帶的使用角度，不必總是繫在中央位置。對那些才正要開始摸熟這個全新訓練方法的初學者來說，雙錨點比單錨點設計穩定得多，比較友善，還能用來進行一些單錨點訓練帶沒法做的進階動作。

上述兩種懸吊訓練組在市場上價格相若，同樣有競爭力，消費者不會因價格較高而捨棄雙錨點訓練帶。**本書的訓練動作相片，都是以雙錨點懸吊健身訓練組爲範例。**

2. **足環**——並非所有懸吊訓練組都附帶足環，但絕大多數品牌都有這項設計。顧名思義，使用者可以把腳套入足環中，以便在懸吊時用腳支撐自己，同時以雙手撐地或躺在地上。健身者可以利用足環做出不少新的訓練動作，這是一項值得投資的實用設計。各品牌的足環最主要的設計差異，在於足環是不是整套懸吊訓練組內建的一部分，直接與握把連為一體？還是一個分離的環帶，需要另外接上懸吊訓練組主體？

購買與主體連為一體的足環，優點是主

訓練帶和握把可以連成一體不需分離，因此不需要額外設置環扣連接握把。話雖如此，進行一些只會用到握把的訓練動作時，與主體連為一體的足環可能略微礙手礙腳。硬質的中央握把也可能會擋到足環，使腳較不容易套入，尤其如果你的腳比較大或穿著厚重鞋子。如果你認為這些都不算什麼大問題，那麼你可能會比較喜歡內建足環的設計，因為它不像可拆式足環那樣麻煩，還得先拆下握把再接上獨立的足環。更何況可拆式足環還有可能搞丟，若與主體連為一體當然就無此顧慮了。

話雖如此，可拆式足環也不是全無好處。超過七成的訓練動作都只需要用到握把，可拆式足環可以讓你進行這類動作時，不會受到干擾。可拆式足環的設計也不必為了搭配硬質的塑膠握把而有所遷就，因此較可能兼容不同大小和形狀的腳掌和鞋子，使用起來可能也會更為舒適。

3. **門擋**——再怎麼基本的懸吊訓練組，肯定都會提供固定錨點的方式，但要將訓練帶固定在門上，就不是每套訓練組都會提供解決方

案了。門擋的設計，通常是在一小段繩帶底端繫上一塊方形或圓筒形的硬質塑膠。首先將繩帶的那頭接上錨點扣環，然後將繫著塑膠塊的那頭從拋過一扇堅實穩固的門上方，使門擋繩帶掛在門頂上，最後再將門關上，關上的門就成為極為實用的室內錨點。如此一來，自宅、旅館、辦公室等場域就成了絕佳健身場所。雖然門擋並非必備要件，但這項設計確實替想要隨時隨地進行懸吊訓練的人，提供了實用的解決方案。

4. **滑輪裝置**——懸吊健身市場中的另一個進階選項，是以加入滑輪裝置為主要特色的懸吊訓練器材。這樣的設計其實跟一般的單錨點懸吊訓練組相去不遠，只不過主訓練帶不是穿過環帶，而是穿過一個位於器材中央的滑輪。一般來說，這類懸吊訓練器組不以一英寸寬的織帶為主體，而是選用某種繩索，連接兩個握把並穿過中央滑輪。在器材中央加上一個滑輪，代表兩端的繩索能穿過滑輪自由收放，使用者也就能用握把控制滑輪兩端繩索各自的長度。也正因如此，這種懸吊訓練器材用起來極為不穩，需要花費更大的力氣才能平衡身體重心。滑輪懸吊訓練組較不適合初學者，但隨著技巧和肌力日益增長，確實是更有挑戰性的選擇。

懸吊健身訓練的益處

以訓練繩或訓練帶懸吊身體進行運動時，肌肉會使勁抵抗重力的牽引，並控制身體完成欲做出的動作，因而使得全身上下進入緊繃狀態。若擬定出有架構的懸吊訓練計畫，按部就班、持之以恆地進行，將能給你的身體帶來多不勝數的益處，比方說：

- 提升肌力與肌耐力
- 提升肌肉張力並促進肌肉活化
- 提升身體協調性
- 提升除脂肪體重
- 提升柔軟度
- 提升關節功能活動度
- 提升肌肉產生力量而不受傷的能力
- 促進神經與肌肉聯繫

利用訓練繩帶懸吊起自己的身體，並在此狀態下運動，所創造出的訓練條件沒有任何運動可與之比擬。相較於一般運動，身體在懸吊狀態下做出特定動作時，生理上最明顯的差異，莫過於使用的肌肉數量大增。身體之所以使用如此大量的肌肉，是為了有效控制執行該動作所需動用的主要關節，而出現「共同收縮現象」——某個關節或關節組兩側的肌肉，為了穩定關節、避免產生多餘的晃動而同時收縮。如果你有溜冰的經驗，應該對第一次踩著冰刀、跌跌撞撞的感覺記憶猶新。你極力想站穩腳步，全身肌肉變得僵硬以盡量降低各個關節的晃動程度，好穩住身體平衡以免摔個四腳朝天，這就是「共同收縮現象」的典型事例。

健身界經常使用抗力球、BOSU 半圓平衡球、平衡氣墊、平衡板等不穩定的健身器材進行訓練，誘使肌肉共同收縮。一般來說，使用這些器材進行運動，能增加身體腹部肌群的活動，因此比起在穩固的地面上進行，相同的訓練動作做起來也會更困難。許多人單憑肌肉負荷更大這項優勢，就認定使用不穩定器材進行訓練的效果絕佳，比其他訓練模式都更優異。然而，就像第一次在冰上行走或溜冰時，所踏出的步伐更僵硬、關節活動度更差，使用不穩定器材進行訓練雖然會動用更多肌肉，但身體試著保持平衡時，關節活動度也會降低。懸吊訓練當然也不例外，因此必須確保訓練動作正確，才不會為了維持平衡使關節活動度降低，最終導致關節功能受損，或危害關節健康。

使用抗力球、BOSU 半圓平衡球、平衡板進行訓練時，使用者必須以站姿、坐姿或臥姿平衡於器材之上，因此神經刺激會從腳底、臀部或背部向上傳遞並通過全身。神經系統接收到刺激後會做出反應，先是控制住腳底或臀部的不穩定情況，然後由下而上，依序穩住身體各關節的晃動，因為每個關節的晃動都會影響位於其上的其他關節。

懸吊健身訓練受到的刺激則有些不同，使用者是用不穩定的訓練繩帶將身體懸吊在器材下方。以手臂懸吊的同時，雙腳還踩在地上，因此不穩定之處會是身體上方，神經系統需要從手部開始，由上而下依序穩住每一個關節。也就是說，大多數懸吊健身訓練動作會產生由上而下的神經反應，而非由下而上。這雖然是很微妙的差別，但身體必須適應的運動刺激仍會因而有很大的不同。

在進行許多懸吊訓練動作時，身體受制於兩個主要平衡點之間——與地面接觸的雙腳，以及緊抓懸吊器材握把的雙手。身體的其他部分持續受到重力牽引，肌肉也會收縮，使膝蓋、臀部和背部在運動進行時維持一直線。正因如此，推崇懸吊訓練的人才會認為，這是鍛鍊核心肌群的絕佳方式，因為以正確動作和姿勢進行訓練時，通常都會鍛鍊到臀部、軀幹和背部周遭的肌肉。雖然非常多懸吊健身訓練動作本就會鍛鍊到核心肌群，還是有很多動作能專門針對核心肌群進行高強度訓練，確實印證了懸吊器材是訓練核心肌群的利器。

懸吊健身訓練能促進四肢周圍肌肉的共同收縮、提升多方向性的運動能力、強化不同身體部位之間的協調性，也能鍛鍊更多核心肌群，無疑是令人耳目一新又意義十足的全身訓練模式。

運動安全

許多運動都有受傷風險，懸吊健身訓練當然也不例外。但只要採取適當措施，這些風險往往能大幅改善，確保懸吊訓練能安心進行，不太需要擔心受傷。

初學者最常擔心的風險，大概就是懸吊器材斷裂或失效而導致摔傷。這狀況確實有可能發生，但大多數現代懸吊器材製造品質都夠

好、材質都夠堅韌，訓練帶崩斷或硬體組件壞掉的機率極低。如前文所述，連一條標準的一英寸寬聚丙烯訓練帶，斷裂臨界點都達到400公斤，足以令人放心進行訓練，更不用說遠遠更加強韌的尼龍和聚酯纖維材質了。在一般的運動情況下，懸吊器材不太可能承受如此強大的張力，而且大多數的握把、扣環和連接點通常都能承受數百公斤，也不大可能壞掉。這樣的製作品質就算無法百分之百保證懸吊器材不會斷裂，也相去不遠了。

話雖如此，如果器材損壞或磨耗，訓練帶崩斷的風險就會增高。如果訓練帶不斷摩擦一個平面或其他物體，可能就會開始磨損，使織帶的布料開始脫線，磨損的地方也會變得脆弱。懸吊訓練帶越是受損，在斷裂之前所能承受的最大重量就會越輕，握把和連接環也是一樣的道理。因此，檢查懸吊器材的是否狀況無虞是個好習慣，每次使用器材前，最好都檢視確認器材有無明顯缺陷，這些缺陷可能會使器材容易斷裂，導致受傷。

除了器材斷裂，另一項風險發生的機率大概更高──使用者身體能力不足導致訓練時摔倒受傷。這可能包含以下幾種情況：

- 運動時未抓牢握把，以致向前或向後跌落
- 單腳運動時失去平衡，導致關節扭傷或肌肉拉傷
- 運動時脊椎姿勢錯誤，使椎間盤承受過大的壓力，提高背部受傷的風險

雖然這些例子都是貨真價實的受傷風險，但只需遵行幾個簡單的準則，就能有效避免。選擇符合個人當前能力的訓練動作，就能有效降低受傷風險。從較容易的動作著手，然後隨著技巧和能力日漸提升，再挑戰較困難的動作。不論進行任何運動項目，循序漸進絕對都是上上策，妄想一步登天，挑戰遠超過當前能力的動作，就會顯著提高受傷機率。透過不斷練習，體適能、力量和技術都會與日俱進，進行較為複雜的訓練動作時，受傷機率也會跟著大幅降低。

最後一項風險牽涉懸吊訓練器材的搭設方式，一樣能輕鬆避免。開始進行懸吊訓練之前，首先要選擇適合的錨點。在一般的健身中心，固定懸吊器材的錨點通常都是專為此目的設置的鐵架，或者是其他牢牢固定在牆上的結構。這些器具應該都經過測試，確保強度足以支撐懸吊訓練器材可能承受的最大力量。相對的，想在家中、辦公室或戶外公園使用懸吊器材時，就必須慎選適合的錨點。最重要的是，務必確保你挑選的錨點堅硬而穩固，能輕易支撐身體重量。

確保錨點周遭有足夠的運動空間也同等重要，以免運動時與其他人或物體撞個正著。頭頂上的錨點也要設置得夠高，才能做出正確的訓練動作。需要設置多高，因不同器材而異，但一般來說，大約兩公尺高的穩固錨點會是不錯的選擇。在健身中心以外的場所訓練時，門通常是很好用的錨點。當作錨點的門一定要夠

堅實，且搭配穩固的門框。使用懸吊器材時，最好不要拿空心夾板門或質地非常輕的門當作錨點，門框堅固的實心門才是好選擇。還有另一項重點必須注意，就是將懸吊器材掛在門上當作錨點時，務必要確保拉扯繩帶的方向會將門關上，而不是將門打開。

健康與安全考量

展開訓練計畫之前，一定要替自己仔細檢驗是否有任何潛在風險。大多數健身房都會要求會員在開始運動前，填寫身體活動準備問卷（PAR-Q，Physical Activity Readiness Questionnaire），確認會員有無重大健康疑慮必須避免運動，並藉此判斷是否該建議會員先行就醫診斷。若是在家中運動，最好審慎評估自己的健康狀態是否適合。如果對任何健康指標有所疑慮，務必主動向專業醫師尋求協助。

以下我列出幾個簡單又合理的步驟，供你在開始進行懸吊健身訓練之前逐一檢查：

- 測試準備綁上訓練帶的錨點是否穩固。錨點**必須**能支撐使用者的全身重量，以及運動中的一切拉扯力道。

- 檢查懸吊器材是否出現任何磨損的痕跡，織帶、扣環和握把都要逐一確認。
- 確保選定的運動場域地面平坦、防滑又穩固，且有寬敞空間可以進行訓練。
- 將訓練帶妥善固定在錨點上後，先確實測試能否承受足夠的重量再開始運動。
- 確保雙手乾燥不黏膩，降低雙手滑脫握把的風險。如有需要，可配戴訓練手套提升抓握力。
- 穿著適當的訓練鞋，提供足夠的抓地力。
- 選擇平坦、乾燥、不黏膩、灰塵少的地面進行訓練，讓雙腳在進行每項訓練時都有足夠的抓地力。
- 進行懸吊訓練時，動作和姿勢正確至關緊要。一定要技巧純熟、能力完備，才能做更進階的動作。
- 雖然絕大多數的人都適合進行肌力和穩定度訓練，但有些人應更加謹慎，甚至避免進行此類訓練。包括：
  - 第二期和第三期高血壓患者
  - 關節炎和骨質疏鬆症患者
  - 孕婦
  - 過度肥胖、缺少活動的人士

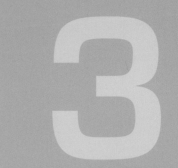

懸吊訓練角度
SUSPENDED ANGLES

乍看之下，用一條聚酯纖維訓練帶將自己懸吊起來做個幾組訓練，好像和科學扯不上什麼關係。但這樣想就大錯特錯了，其實早有一個完整的學門，專門針對人體的動作、力學機制和運動角度進行科學研究，那就是「生物力學」。若從科學角度剖析，懸吊健身訓練其實牽涉各式各樣的生物力學要素，包括角動力學、重力作用、支點、動量、鐘擺效應、槓桿長度、地面反作用力等等。雖然不是人人都願意絞盡腦汁、細細探究人體生物力學這門學問，但若能稍加認識一些基本原則，一定會讓你更了解不同的懸吊訓練動作分別會對人體造成什麼影響，進而學會欣賞其中奧祕。

做懸吊健身訓練時，主要有以下四個生物力學要素，會影響健身者的負荷和動作難度：

- 身高與體重
- 負荷角度
- 槓桿與力學優勢
- 鐘擺效應

身高與體重

做懸吊健身訓練時往往使用訓練帶懸吊身體，同時雙腳踩在地上當作支點或旋轉中心。健身者的身高會影響兩個主要支點之間的距離，分別是踩在地上的雙腳，以及做出各個動作的施力點——連接在訓練帶底端的握把。上述兩個支點距離越遠，就需耗費越大的力氣才能克服同樣的體重。這是因為在地上的支點與施力的握把之間形成一個力臂，而力臂越長力矩就越大。簡單來說，力矩就是繞著支點的轉動力。

用扳手旋開螺栓就是很好的例子，能幫助我們了解力矩的作用。不論使用的扳手是長是短，旋開螺栓所需要的扭力都是固定的。長柄扳手的力臂較長，在施力相同的情況下，能產生更大的力矩，比起使用短柄扳手，感覺不用費多少力氣就能達到足以旋開螺栓的力矩。

11

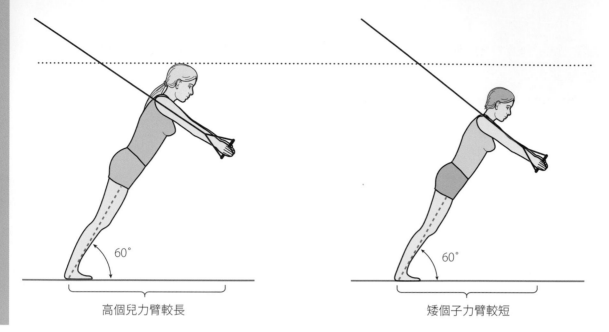

高個兒力臂較長　　　　　　　　　　矮個子力臂較短

圖3.1　身高對力臂及負荷的影響

選用長柄扳手受益於力臂較長，輕鬆施力就能旋開螺栓，但同時每次轉動螺栓時，施力的距離都必須變得更長。雖然短柄扳手感覺需要花費更多力氣才能轉動螺栓，但短柄扳手旋轉一整圈所劃出的圓周長，會比長柄扳手劃出的周長短得多。總而言之，使用長柄扳手旋開螺栓時，施力小得多，但也必須增加扳手行經的距離作為交換，也就是說需要施力更久，總的來說其實作功相等。

　　人體進行懸吊訓練的情況又有些不同。做出訓練動作時，肌肉產生的力量，必須克服自身體重因重力作用而產生的力矩或轉動力，所受到的阻力和用扳手轉開鎖緊的螺栓有些差異。進行懸吊訓練時，產生力矩的是重力，而

健身者需要抵抗這個轉動的力量。身高較矮的人需要抵抗的力矩較小，而身高較高的人則需要抵抗更大的力矩，在相同的負荷角度之下，後者感覺起來可能會較費力。個子較高的人手臂也較長，力學優勢會降低，要更費力才能承受相同程度的負荷。

　　假設有兩名同樣是80公斤重的健身者，其中一人的身高卻比另一人高了足足10英寸（約25公分）。假設兩人將訓練帶綁在頭頂上方相同的錨點上，雙腳站立的位置也相同，同樣都使身體傾斜60度。較高的那人因重力的作用所產生的力矩較大，必須耗費更大的力氣才能克服力矩。

　　至於體重的影響，認識男女之間的身體

結構差異，以及各自的重心位於何處，非常重要。與女人相比，男人的肩膀較寬、臀部較窄，上半身通常承載更多體重。由於男人的體重有更大的比例是分布在距離支點更遠的上半身，因此以相同的身高體重來說，男人需要克服的力矩比女人更大，話雖如此，男人上半身的肌肉量也比較多，一般來說還是能應付這個更大的力矩。相較之下，女人上半身的重量較輕，但上半身的肌力也較弱。

負荷角度

懸吊健身訓練能以各種角度進行，甚至同一種動作就會變換好幾個角度。在地板與訓練帶之間的軀幹或身體部位傾斜的角度，會影響訓練動作的強度，進而決定身體完成一組訓練所承受的總負荷。進行拉式或推式運動時，如果身體重心較靠近雙腳，腿部就會負荷更高比例的總體重。而身體重心如果移得離手部越近，就會有越高比例的總體重由上肢承受。這樣看來，以下這條通則在一般狀況下都適用：運動時身體越接近垂直狀態，下肢承受的負荷越大；身體越接近水平狀態，上肢承受的負荷越大。

槓桿與力學優勢

槓桿一共分為三類，對它們有基本的認識，並了解這三類槓桿分別能如何改變運動強度，有助於明白做不同懸吊訓練動作時所感受到的各種作用力。這三類槓桿純粹是根據支點、負荷位置（重點）、施力位置（力點）的

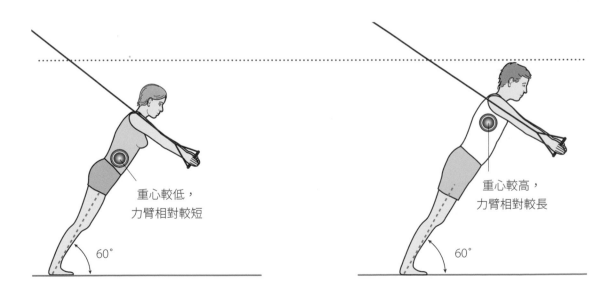

重心較低，
力臂相對較短

60°

重心較高，
力臂相對較長

60°

圖3.2 重心對力臂的影響

13

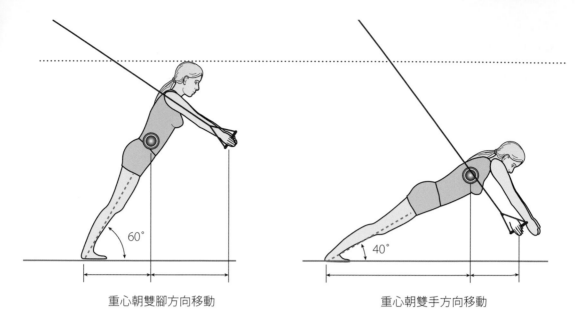

重心朝雙腳方向移動　　　　　　　　　　重心朝雙手方向移動

圖3.3　負荷角度對重心的影響

相對位置區分。

　　懸吊訓練的動作大多是腳踏實地、手握握把，需要重力和體重提供抗力，比較少有運用第一類槓桿原理的動作。第二和第三類槓桿就比較常出現在懸吊訓練動作中。

　　若能分辨第二和第三類槓桿的差別，就能更了解懸吊訓練動作的力學原理。如果訓練動作中，支點、重點和力點的相對位置形成第二類槓桿，槓桿系統會導致需要的施力加倍，使動作做起來更困難。而屬於第三類槓桿的訓練動作，其槓桿結構會提升運動速度，完成動作所需的施力也會感覺更輕鬆。

　　當抗力臂與施力臂等長，那槓桿系統就不會影響施力的大小與運動速度的快慢，僅僅改

	位置1	位置2	位置3	生活實例
第一類槓桿	重點	支點	力點	蹺蹺板
第二類槓桿	支點	重點	力點	手推車
第三類槓桿	支點	力點	重點	夾子

圖3.4　槓桿分類簡表

變作用力的方向，這就是公園蹺蹺板運作的原理。如果抗力臂較短、施力臂較長，就會具有力學優勢，施力時感覺較為輕鬆，但在槓桿另一端產生的力會大幅放大。用螺絲起子撬開緊緊關起的容器（比如油漆桶的蓋子），就是利用上述原理放大了產生的力。反之，如果抗力臂比施力臂還長，所產生的力學優勢會放大運動速度，但也同時讓使用者感覺負荷變重了。這就像釣客試圖用釣竿釣起一尾大魚，釣客會握住接近釣竿底部（支點）的握把，形成一個短施力臂，同時拉著魚的釣竿全長會形成一個很長的抗力臂。在這樣的槓桿結構下，釣客必須更費力才能抓穩釣竿、抵抗大魚的拉扯。但這樣的設計也是必須的，如此才能等上鉤的大

魚游到精疲力竭時，快速將魚拉出水面。這種釣魚的方式和釣竿的力學設計使釣客受益，更容易釣起大魚。

下圖將帶我們回到健身運動的場域，描繪出基本的前推和拉升運動，以及各自對應的槓桿結構有何不同。第二類槓桿的訓練動作，會使身體位於支點和往前推的施力點之間，使負荷增加。而三類槓桿的訓練動作，會使進行提拉的施力點位於身體和雙腳的支點之間，使負荷降低並允許更快的運動速度。這說明了為何同樣傾斜 60 度進行懸吊訓練時，前推或提拉這兩種訓練的強度卻差異極大——身體呈現相同的角度時，推式運動做起來往往更困難。

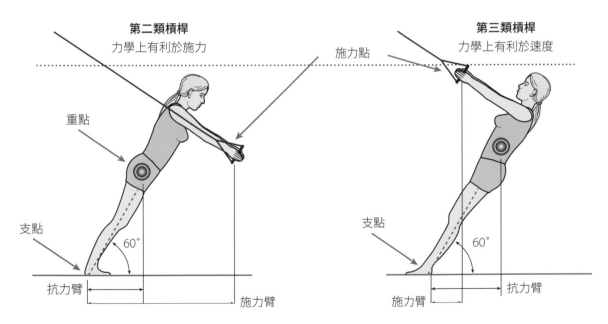

圖 3.5 懸吊健身訓練使用的槓桿類型

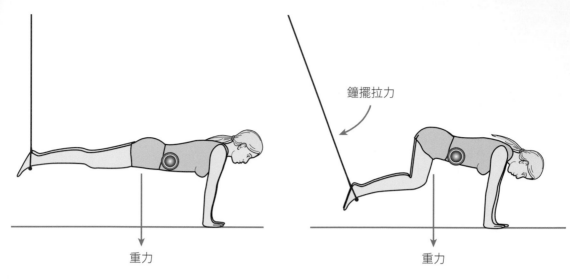

重力

鐘擺拉力

重力

圖3.6 鐘擺效應

鐘擺效應

鐘擺就是一個懸掛在支點上的重物，將重物拉往一邊然後釋放，它就能自由擺動，期間受重力影響。鐘擺運動開始後，懸掛的重物便會向外、向上擺動，劃出一條與支點等距的弧形軌道。繫在繩索或槓桿底端的重物受恢復力（重力的分力）影響，持續將重物下拉，試圖使擺錘回到起始位置。一旦將重物拉離中心，重物就會受重力影響而擺動，進而產生動量。

某些懸吊訓練動作會出現與鐘擺運動類似的效應，用來放大重力的影響，以增加訓練的強度和負荷。懸吊棒式運動及相關的動作變化，就是利用鐘擺效應。如果進行棒式運動時，用訓練帶懸掛的雙腳位於懸吊支點的正下方，健身者試著將背部打直、好好撐住身體時，需要對抗的負荷就只有臀部所受的重力牽引。但若將身體稍微向前移動，使雙腳位於懸吊支點（也就是錨點）正下方再往前30到45公分的位置，並維持棒式運動時，身體就必須同時對抗兩個作用力，除了臀部受重力向下牽引之外，懸吊在訓練帶上的雙腳也會受到鐘擺恢復力的拉扯。這股額外的作用力，會使相同的動作做起來更困難。

懸吊活動度訓練
SUSPENDED MOBILITY

4

暖身運動能降低猝然受傷的風險，並提升肌肉的表現。因此運動前，應該先進行短時間的有氧暖身運動，比如踩飛輪車或在跑步機上慢跑，藉此促進血液循環、加強輸氧功能，並且提升肌肉溫度、使肌肉更柔韌。然而，這些運動尚不足以使關節達到活動邊界，無法完善地伸展在此情況下的肌肉組織，並活化肌肉細胞。所以暖身時，務必針對訓練將用到的肌肉部位進行低負荷運動，確保動作能達到關節活動的邊界。**把靜態伸展當作暖身運動其實沒什麼效用，無法妥善預備身體進行運動**，因此不建議納入懸吊健身訓練的暖身及增進活動度環節。

利用動態活動度訓練，一點一滴地擴大全身上下各關節的活動範圍，可說至關緊要。本書精選的活動度訓練動作，應能幫助你漸漸將關節移動至活動邊界，並放鬆肌肉組織，使肌肉伸長、活化。做每一個動態動作時都應該循序漸進，從感到舒適的範圍起步，再慢慢提升到適中的速度，同時逐步增加關節活動的範圍。這樣既有助於慢慢拉長肌肉、提升關節活動度，同時也能維持肌肉溫度、心率，以及有氧暖身運動帶來的其他益處。

懸吊訓練器材可以用來增進肌肉和關節的活動度，它能協助減輕肌肉需承擔的負荷，也能在進行活動度訓練時，用來固定姿勢、保持平衡。一口氣做完本章提供的所有活動度訓練，簡直曠日廢時，做完你可能就沒時間做主要訓練了。因此選擇動態活動度訓練的重點，在於挑出並進行對後續訓練最有助益的動作。舉例來說，如果接下來準備進行以深蹲和肩推運動為主的訓練，就應針對這些運動會動用的肌肉，比如說股四頭肌、臀肌、大腿後肌、小腿肌群和胸部肌肉等等，選擇該做什麼動態活動度訓練。我們將在第八章更深入探討怎麼設計一套訓練計畫。

以下就為各位提供一系列活動度訓練動作，希望建立一個實用的動作庫，方便大家針對一般訓練計畫可能用到的主要肌肉與肌群，進行暖身訓練。

身體部位：小腿

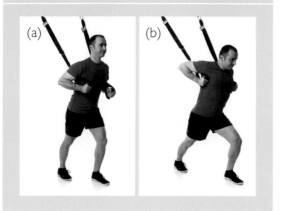

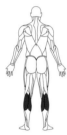

目標肌群：小腿肌群

器材設置：訓練帶固定在上方錨點，兩條訓練帶長度相等，均調整為短長度。使用標準握把。

預備位置：將兩條訓練帶都置於腋下，握住握把緊貼胸部兩側。

進行方式

- 背對錨點，身體前傾並且貼著訓練帶，手掌從握把外側往內握起，雙腿呈大跨步分腿*姿勢。
- 前腳膝蓋向前帶，後腳的腳跟貼地，伸展後腳的小腿肌肉組織。
- 恢復為起始位置。
- 重複動作10到15次後，換腳進行。

* 編註：「分腿」指兩腿一前一後錯開。

身體部位：大腿後側

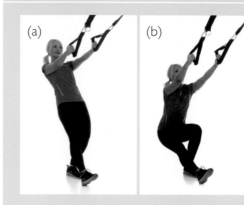

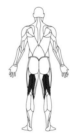

目標肌群：大腿後肌

器材設置：訓練帶固定在上方錨點，兩條訓練帶長度相等，均調整為短長度。使用標準握把。

預備位置：面對錨點，在距離訓練帶一隻手臂的地方站定，握住握把，身體向後仰使訓練帶繃緊。

進行方式

- 以一隻腳支撐體重，另一隻腳朝身體前方伸直，膝蓋稍微放鬆，足部接觸地面。
- 臀部往後推使身體向下降，直到伸直的那隻腳大腿後肌伸展開來，使大腿後側感到緊繃。
- 將身體向上拉，然後再次降下，每次動作都使肌肉達到緊繃狀態。
- 重複動作10到15次後，換腳進行。

身體部位：大腿內側

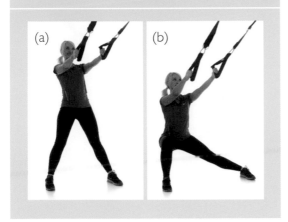

(a) (b)

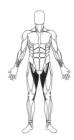

目標肌群：髖內收肌群

器材設置：訓練帶固定在上方錨點，兩條訓練帶長度相等，均調整為短長度。使用標準握把。

預備位置：面對錨點，在距離訓練帶一隻手臂的地方站定，握住握把，身體向後仰使訓練帶繃緊。

進行方式

- 以一隻腳支撐體重，另一隻腳朝身體側面伸直，腳掌貼地。
- 將身體向下降，直到伸直的那隻腳的髖內收肌群伸展開來，使大腿內側感到緊繃。
- 將身體向上拉升，然後再次降下，每次動作都使肌肉達到緊繃狀態。
- 重複動作10到15次後，換腳進行。

身體部位：大腿前側

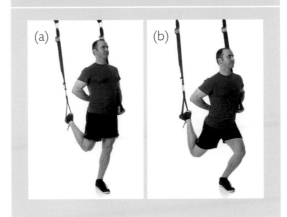

(a) (b)

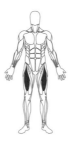

目標肌群：股四頭肌

器材設置：訓練帶固定在上方錨點，其中一條調整為短長度，另一條調整為中長度。短長度訓練帶使用握把，中長度訓練帶使用足環。

預備位置：背對錨點站立，右腳套入身後的足環中並且彎曲膝蓋，左手握住另一條訓練帶。

進行方式

- 用較高的那條訓練帶維持平衡。
- 彎曲直立的左腳使身體向下降，右髖部持續向前推，使大腿前側感到緊繃。
- 將身體向上拉升，然後再次降下，每次動作都使肌肉達到緊繃狀態。
- 重複動作10到15次後，換腳進行。

身體部位：髖部前側

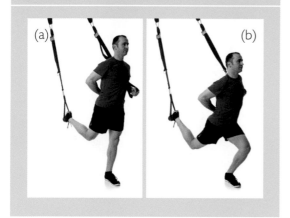

(a) (b)

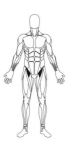

目標肌群：髂腰肌

器材設置：一條訓練帶固定在上方錨點，調整為全長度，使用足環。另一條調整為中長度。

預備位置：以分腿跪姿將後腳套在足環中，慢慢站起來呈弓箭步蹲。

進行方式

- 前腳持續踩在地上，並且帶動膝蓋呈深弓箭步蹲。
- 將髖部向前推，同時身體向上、向後延伸，使後腳髖部前側感到緊繃。
- 髖部向後收，然後再次向前推，每次動作都使肌肉達到緊繃。
- 重複動作10到15次後，換邊進行。

身體部位：髖部外側

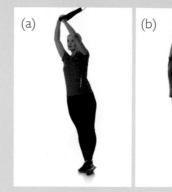
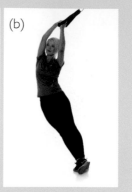

(a) (b)

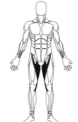

目標肌群：髖外展肌群

器材設置：一條訓練帶固定在上方錨點，調整為短長度。使用標準握把。

預備位置：側對懸吊器材站立，右足跨到左側，並用雙手握住頭頂上方的握把，使訓練帶緊繃。

進行方式

- 持續握住頭頂上方的握把，將右髖朝遠離懸吊器材的方向往外推，直到右髖部外側感到緊繃。
- 將髖部向內收回並重複動作。
- 重複動作10到15次後，換邊進行。

身體部位：臀部

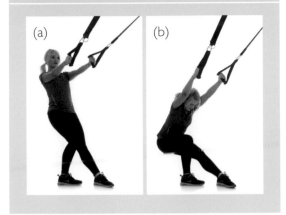
(a) (b)

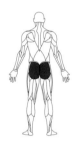

目標肌群：臀大肌

器材設置：訓練帶固定在上方錨點，兩條訓練帶長度相等，均調整為中長度。使用標準握把。

預備位置：面對錨點以大跨步分腿姿勢站立，兩手各握住一個握把。

進行方式

- 前腳朝身體內側橫移，越過身體中線約15公分。
- 身體向後倒，並漸漸往下降至呈深弓箭步蹲，雙手打直支撐身體重量。
- 同時向下注視地板，使上半身自然朝向下方，並將臀部向下、向後帶。
- 將身體向上拉回，然後重複進行。
- 重複動作10至-15次後，換邊進行。

身體部位：臀部

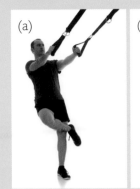
(a)
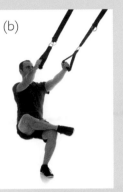
(b)

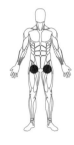

目標肌群：梨狀肌、深層髖旋轉肌群

器材設置：訓練帶固定在上方錨點，兩條訓練帶長度相等，均調整為短長度。使用標準握把。

預備位置：面對錨點以單腳站立，兩手各握住一個握把。

進行方式

- 抬起懸空的那隻腳跨上另一隻腳，使腳踝外側靠在支撐腳的膝蓋上，讓懸空的那隻腳自然向外垂向側邊。
- 維持跨腿姿勢，支撐腳向下彎曲呈單腳蹲姿，同時以訓練帶支撐體重。
- 身體向下降，直到跨著的那隻腳的臀部外側深層肌肉緊繃。
- 重複動作10至15次後，換邊進行。

21

身體部位：中背與下背

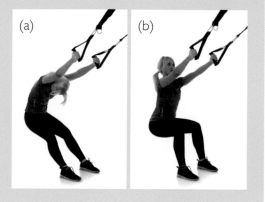

(a) (b)

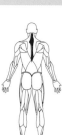

目標肌群：豎脊肌

器材設置：訓練帶固定在上方錨點，兩條訓練帶長度相等，均調整為短長度。使用標準握把。

預備位置：面對錨點雙腳併攏站立，兩手各握住一個握把。

進行方式

- 雙腳牢牢踩在地上，保持膝蓋打直並彎曲臀部。
- 臀部自然向後、向下降，膝蓋漸漸彎曲，以握在頭頂上方的訓練帶支撐體重。
- 將下巴縮向胸部，伸展脊椎及背部並持續牽拉肌肉。
- 將臀部向前帶返回起始位置，然後重複進行。
- 重複動作10到15次。

身體部位：中背與上背

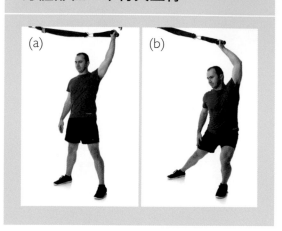

(a) (b)

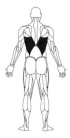

目標肌群：背闊肌

器材設置：訓練帶固定在上方錨點，兩條訓練帶長度相等，均調整為短長度。使用標準握把。

預備位置：側對懸吊器材站立，雙腳分開比肩膀略寬。遠離懸吊器材的那隻手，將其中一個握把握在頭頂上方。

進行方式

- 將身體重心移往一邊，以遠離懸吊器材的那隻腳為支撐腳，蹲出側弓箭步。
- 上半身同時側屈，讓舉在頭頂上方的手臂伸向另一端，使目標肌肉充分伸展。
- 返回起始位置，然後重複進行。
- 重複動作10至15次後，換邊、換手進行。

身體部位：腹部

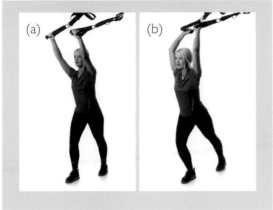

(a) (b)

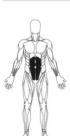

目標肌群：腹直肌

器材設置：訓練帶固定在上方錨點，兩條訓練帶長度相等，均調整為短長度。使用標準握把。

預備位置：背對懸吊器材分腿站立，兩手各握住一個握把。

進行方式

- 緩步向前直到訓練帶緊繃。
- 身體向前蹲出弓箭步，讓雙手自然向後、向上帶，使腹肌充分伸展。
- 再次起身稍微放鬆手臂，然後重複進行。
- 重複動作10到15次後，換邊進行。

身體部位：胸部

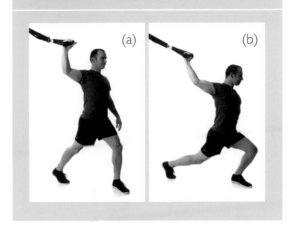

(a) (b)

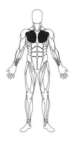

目標肌群：胸大肌

器材設置：訓練帶固定在上方錨點，兩條訓練帶長度相等，均調整為短長度。使用標準握把。

預備位置：背對錨點將一個握把握在頭部的側上方，然後緩步向前使訓練帶緊繃。

進行方式

- 一隻腳向前蹲出弓箭步。
- 讓手臂自然向後帶，伸展該側的胸肌。
- 從弓箭步蹲起身站立，然後重複進行，但這次換腳跨出弓箭步。
- 重複動作10到15次。

23

身體部位：上臂

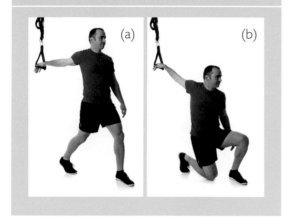

(a)   (b)

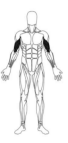

目標肌群：肱二頭肌

器材設置：訓練帶固定在上方錨點，兩條訓練帶長度相等，均調整為短長度。使用標準握把。

預備位置：背對錨點分腿站立，在下背正後方握住一條訓練帶。

進行方式

- 向前蹲出弓箭步，讓身後的手臂自然向上舉，整個動作的過程保持胸部挺起。
- 將手臂夾緊貼近身體中線，同時將手肘鎖死。
- 持續向下蹲，直到感到二頭肌緊繃。
- 起身回到起始位置，然後換腳重複進行。
- 重複動作10到15次後，換邊進行。

身體部位：肩膀

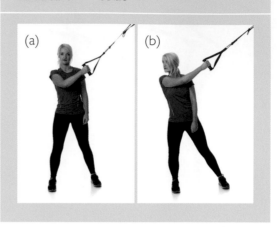

(a)   (b)

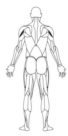

目標肌群：後三角肌

器材設置：訓練帶固定在上方錨點，兩條訓練帶長度相等，均調整為短長度。使用標準握把。

預備位置：側對懸吊器材站立，一隻手橫過身體前方，將握把握在肩膀高度。

進行方式：

- 橫向踏離懸吊器材使訓練帶緊繃，伸展後三角肌。
- 踏回原位，然後重複進行。
- 重複動作10到15次後，換邊進行。

懸吊訓練基本動作
SUSPENDED EXERCISE BASICS

5

本章收錄的動作，能替你打好懸吊健身訓練的基礎。如果這是你第一次將懸吊訓練納入自己的運動計畫，先從這些初階動作著手是明智的做法，待你掌握這些最基本的訓練動作後，再挑戰下一章收錄的進階動作也不遲。

在這個初級階段，首要之務便是仔細觀察每一個動作的細微之處，確實掌握正確的進行方式。唯有如此，你才能更上一層樓，從事更進階的訓練。況且，你若將本章收錄的基本動作練得駕輕就熟，邁向下一階段時肯定也會事半功倍。因此專心投入這些初階動作、花時間細細探究，絕對會獲得豐盛的回報。本章的訓練動作是為了替你建構踏實的基礎所精選出來，將會依幾個人類最基本的動作模式分類。其實大部分懸吊訓練動作都能依這些動作模式區分，這些模式分別為：

- 推
- 拉
- 深蹲
- 弓箭步蹲
- 核心控制

身體核心肌群能做出的動作，包含屈曲、伸展、側屈曲、旋轉脊椎，在這裡都歸類為「核心控制」。許多訓練還會包含通過三個方向或平面的動作——分別是矢狀面、額狀面、橫狀面。熟悉這三個專有名詞助益匪淺，能幫助你更容易了解某些動作怎麼進行。

- 矢狀面——向前或向後的動作
- 額狀面——向內或向外的側對側動作
- 橫狀面——水平面上順時針或逆時針的旋轉動作

將人類的各個動作模式與上述三個活動面合併討論，能凸顯運動對改善人體功能所扮演的重要角色。這樣做不只是將訓練動作分門別

25

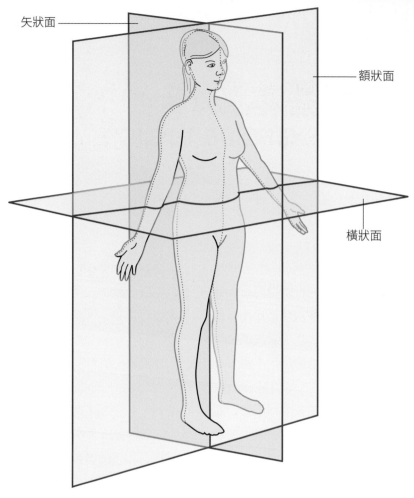

矢狀面

額狀面

橫狀面

圖5.1 解剖平面

類，建立一個有趣的訓練動作庫供我們取用，更能確保訓練動作貼近日常動作，妥善運用不僅能提升肌力並達到健身之效，也能改善人體的日常機能。

　　每一項訓練動作都有一段「快速指南」，一步步告訴你如何正確做出動作。接著會有「技巧提點」段落，更深入地探討進階的細節，使你能精確掌握整個動作。你可以自由選擇是要簡單掃過「快速指南」淺嘗即止，還是要細細品嘗「技巧提點」的箇中滋味。以下幾個介紹訓練動作的章節，強調的是學會如何正確做出各項訓練動作。第八章則會教導讀者，如何

從我們建立的訓練動作庫中取用資源，擬定一套效果卓越的健身訓練計畫，此外還會提供幾個範例，供讀者參閱針對不同能力程度和訓練目標所設計的訓練計畫。

器材設置

在開始訓練之前，一定要花點時間確認懸吊器材已設置妥當。務必養成在設置器材時就仔細檢查訓練帶的習慣，而且要再三確認器材有無受損。每當你從袋子裡拿出懸吊器材準備開始使用，就該檢查訓練帶有無磨損、織帶是否脫線、扣環使否被壓彎或斷裂、握把有沒有裂縫等等。不會立即影響訓練帶強韌程度的小缺陷，也應該長期留意，確保不會惡化成危及整個懸吊器材安全的大缺陷。如果訓練帶或其他配件受損較為嚴重，可能就需要送去修理或替換組件，最壞的狀況就是汰換整組器材。畢竟要使用懸吊訓練帶進行訓練，安全永遠是重中之重。

設置器材時，絕對值得你多花幾秒鐘，去檢查錨點扣環是否已確實扣上、錨點綁帶是否已正確綁定沒有翻起，以及握把是否已牢牢接上訓練帶。如前文所述，有些懸吊器材需要將兩條訓練帶分別固定在兩個錨點上，有些則只需要一個錨點。將懸吊器材固定在錨點上有兩種方式，第一種是將錨點綁帶在穩固的物體上纏繞數圈，然後將兩個繩環端都扣在錨點環扣

中。第二種方式，是將錨點綁帶纏繞穩固物體一圈，使錨點綁帶的一端穿過另一端的繩圈，然後再將錨點綁帶空出的那端扣上錨點環扣。兩種固定錨點的方式都行得通，可以依照個人的喜好選擇採用哪一種。

設置好器材後，最好再次檢查以下事項：

- 調整長度的調整扣已經鎖死，訓練帶不會在訓練中滑動；
- 所有扣環都已完全閉鎖，不會卡住或刮傷訓練帶；
- 訓練帶已經過用力拉扯，確定已牢牢固定，不會在使用時突然滑落或鬆脫。

養成以上好習慣，將使訓練過程更安全，同時也能延長懸吊訓練器材本身的壽命。

訓練動作挑戰等級

基本動作和進階動作章節中的訓練動作，全都標記了「**挑戰等級**」，協助讀者判斷進行該動作的難易度。「**挑戰等級**」是該訓練動作的「**技術等級**」和「**強度等級**」這兩項分數之總和。技術和強度等級分數最低為1、最高為4。等級1的訓練動作難度或強度最低，而等級4則表示訓練動作的難度或強度非常高。**挑戰等級**最低為2分、最高為8分，可以視為每項訓練動作的總分。當你要設計一套懸吊訓練計畫時，這些分數就能當作參考依據，幫助你選出符合當前能力的訓練動作。

推式運動

動作1　胸推

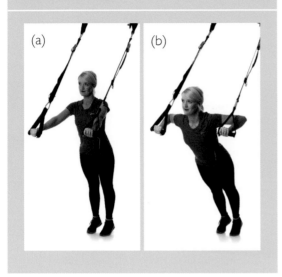

目標肌群：胸肌、三頭肌

技術等級：1

強度等級：1

挑戰等級：2

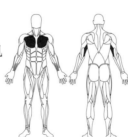

器材設置

訓練帶固定在上方錨點，兩條訓練帶長度相等，均調整為中長度至短長度。使用標準握把。

預備位置

站在兩條訓練帶中間，雙手手背朝上握住握把，走到錨點前方些許處站定。手臂伸直，身體略往前傾，在身體前方將握把握在肩膀高度。

快速指南

- 身體前傾倚靠訓練帶，以手臂支撐身體重量。
- 手肘及肩膀彎曲使身體前傾，直到胸部快要與握把平行。
- 利用握把將身體推回起始位置，然後重複進行動作。
- 保持挺胸，並確保其他重要關節成一直線。

技巧提點

- 身體與地面之間的角度越小，肌肉（胸肌、三頭肌、三角肌）承受的負荷就越大。
- 手肘和肩膀彎曲使身體向下降時，一定要保持在雙手的正後方，使手腕打直以確保關節位置正確。
- 進行胸推動作的過程中，關節和脊椎一定要維持一直線，腳踝、膝蓋、臀部和脊椎都要保持穩定，使身體形成以前腳掌為支點的有效槓桿。
- 臀部與軀幹成一平面，避免因重力作用向前下垂，而使得下背承受過大壓力，增加受傷風險。

動作2 胸部飛鳥

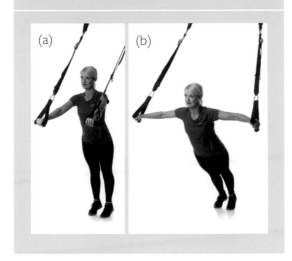

(a) (b)

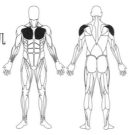

目標肌群：胸肌、三角肌
技術等級：1
強度等級：2
挑戰等級：3

器材設置
訓練帶固定在上方錨點，兩條訓練帶長度相等，均調整為中長度至短長度。使用標準握把。

預備位置
站在兩條訓練帶中間，雙手手背朝上握住握把，走到錨點前方些許處站定。手臂伸直，身體略往前傾，在身體前方將握把握在肩膀高度。

快速指南
- 身體前傾倚靠訓練帶，以手臂支撐身體重量。
- 手臂大弧度向兩側張開，雙臂穩穩向後張直到處於身體兩側，幾乎與身體成同一平面。
- 兩隻手臂向前推夾，直到回到胸前位置，在身體中線相觸。
- 保持挺胸，並確保其他重要關節成一直線。

技巧提點
- 身體與地面之間的角度越小，肌肉（胸肌、三角肌前束）承受的負荷就越大。
- 手臂進行飛鳥動作向外張或向內夾時，肩膀會移動，此時要確保手腕、手肘和肩膀關節嚴格維持一直線，而手肘關節要稍微放鬆不能鎖死。
- 進行飛鳥動作的過程中，關節和脊椎一定要維持一直線，腳踝、膝蓋、臀部和脊椎都要保持穩定，使身體形成以前腳掌為支點的有效槓桿。
- 臀部與軀幹成一平面，避免因重力作用向前下垂，使得下背承受過大的壓力，增加受傷風險。
- 雙臂即將向外擴張到底時，應避免肩膀向上抬升形成外轉姿勢，使雙手在完成外擴動作時位置高於手肘。此錯誤姿勢會使肩膀變得不穩定、不易控制，可能增加受傷風險。

動作3　懸吊伏地挺身

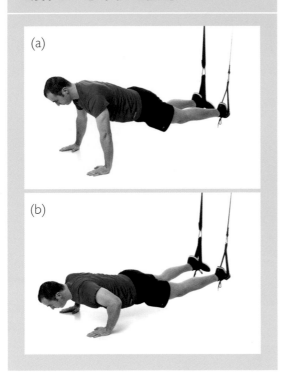

(a)

(b)

目標肌群：胸肌、三頭肌
技術等級：1
強度等級：2
挑戰等級：3

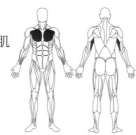

器材設置

訓練帶固定在上方錨點，兩條訓練帶長度相等，均調整為長長度。使用足環。

預備位置

手掌緊貼地面呈標準伏地挺身姿勢，雙腳腳背朝下懸吊在錨點正下方的足環中。

快速指南

- 手肘及肩膀彎曲，抵抗重力使身體穩穩向下降，直到手肘在身體兩側形成直角，然後向上推升返回起始位置，同時將肘關節鎖死。
- 進行伏地挺身的過程中，肩膀到雙腳要維持一直線。

技巧提點

- 做這個動作之前，必須有能力完成一次標準的雙腳著地式伏地挺身。與普通的伏地挺身相比，將雙腳懸吊在足環中進行伏地挺身會使負荷增加、難度升高，因為手臂會需要承擔更高比例的體重，整個身體也會更不容易維持平衡。
- 臀部與軀幹成一平面，避免因重力作用向前下垂，使下背承受過大的壓力，增加受傷風險。進行每一下伏地挺身時，腳踝、膝蓋、臀部和肩膀都要維持一直線，並與地面平行。
- 伏地挺身向下時，避免身體下降過快或任由身體自由下墜，應盡量穩住下降過程，順暢接續向上推升的動作。

動作4 懸吊三頭肌撐體

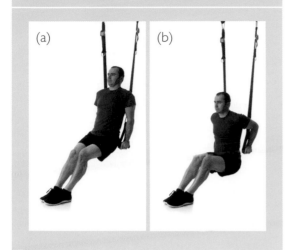

(a) (b)

目標肌群： 三角肌、三頭肌
技術等級： 2
強度等級： 2
挑戰等級： 4

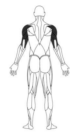

器材設置

訓練帶固定在上方錨點，兩條訓練帶長度相等，均調整為中長度至長長度。使用標準握把。

預備位置

站在兩條訓練帶之間，讓訓練帶垂在雙肩後方，蹲下並握住握把緊貼臀部兩側。將兩隻手臂打直並緊靠身體兩側，讓手臂支撐住身體重量。雙腳向前走，直到雙腿伸直在身體前方，腳跟與地面接觸。

快速指南

- 手肘及肩膀彎曲使身體向下降，直到手肘在身後形成直角。
- 將身體向上撐回，每次動作回到頂端時將手肘鎖死。
- 整個動作的過程中保持挺胸。
- 確保雙腿和下半身保持放鬆，腳跟接觸地面。

技巧提點

- 務必使手肘緊靠身體，好使手臂進行動作時，肩關節只單單做出伸展動作。如果身體向下降時手肘向外擴張，單純的肩關節伸展動作就會跑掉，變成肩關節外展動作，使得原本該由三頭肌承擔的負荷，轉由胸肌承擔。
- 雙腳放鬆、膝蓋伸展，每次進行動作都以腳跟為支點。雙腳完全不去支撐體重，可以達到最佳訓練效果。
- 如果完全版懸吊撐體太過困難，你可以腳底踩地並稍微彎曲膝蓋，使雙腿支撐一部分體重，減少三頭肌的負荷，使這個訓練動作更容易進行。

動作5　過頭三頭肌推

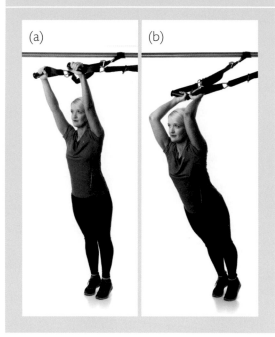

(a)　(b)

目標肌群：三頭肌
技術等級：2
強度等級：1
挑戰等級：3

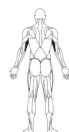

器材設置

訓練帶固定在上方錨點，兩條訓練帶長度相等，均調整為中長度至長長度。使用標準握把。

預備位置

背對錨點站立，雙手將握把握在頭頂正上方。身體前傾使訓練帶呈緊繃狀態。

快速指南

- 使上臂（手肘）與肩膀保持垂直；整個動作的過程中，從肩膀到雙腳要維持一直線。
- 手肘彎曲使身體穩穩向前、向下降，直到手肘形成直角，雙手在頭部後方緊緊握住握把。
- 向握把出力，使手臂回到伸直狀態而且位於頭頂正上方，此時應該已經將身體拉回起始位置。

技巧提點

- 肩膀務必維持完全屈曲的狀態，且上臂要保持垂直、緊貼頭部兩側。如果身體向下降時手肘向外擴張，就會使得原本該由三頭肌承擔的負荷，轉由背闊肌承擔。
- 避免出現臀部下垂、下背伸展的狀況。身體維持一直線非常重要，如果三頭肌承受的負荷和強度太強，就會不自覺地伸展下背使腹肌延展，藉助腹肌收縮的力量發力並回到起始位置。確保雙腳站立的位置與錨點之間的距離適當，就能避免上述狀況發生。改變身體傾斜的角度，直到三頭肌的力量足以承受體重，就能避免作弊或勉強以錯誤的姿勢完成動作。

拉式運動

動作6 懸吊窄握划船

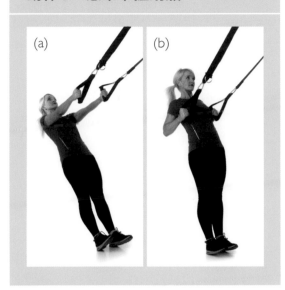

(a) (b)

目標肌群：
背闊肌、二頭肌

技術等級：1

強度等級：1

挑戰等級：2

器材設置
訓練帶固定在上方錨點，兩條訓練帶長度相等，均調整為短長度至中長度。使用標準握把。

預備位置
面對懸吊器材，在距離訓練帶一隻手臂長的地方站定，伸直雙臂握住握把。

快速指南
- 身體向後仰，使訓練帶呈緊繃狀態。
- 抓住訓練帶將身體上拉，使胸部朝錨點方向靠近。
- 手肘向後收緊，緊貼身體兩側。
- 整個動作的過程中，從肩膀到雙腳要維持一直線。

技巧提點
- 進行划船運動時，肩關節必須以伸展動作為主，確保絕大部分的負荷是由大塊的背闊肌承受。如果讓肩膀朝耳朵往上抬，或讓手肘向外擴張，那麼原本應由背闊肌承受的負荷將，使部分轉移到斜方肌與其他鄰近肌肉。
- 雖然此動作也會牽涉肘關節屈曲，但肩關節伸展才是重點，太過強調肘關節屈曲會使握把太過靠近肩關節，並過度使用二頭肌。應將握把拉近肋骨下緣，使肩關節伸展動作成為主角，讓背闊肌承受絕大部分的負荷。
- 避免臀部因重力作用下垂，這可能會造成划船動作過高，拉近握把時太靠近肩膀而使二頭肌操勞過度。
- 進行每一次划船動作時，腳踝、膝蓋、臀部和肩膀都要維持一直線，並以踝關節為支點或以腳跟支地擺動。

動作7　單臂窄握划船伸臂

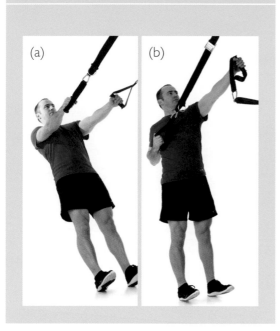

(a)　(b)

目標肌群：

背闊肌、二頭肌

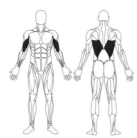

技術等級：2

強度等級：2

挑戰等級：4

器材設置

訓練帶固定在上方錨點，兩條訓練帶長度相等，均調整為短長度至中長度。使用標準握把。

預備位置

面對懸吊器材，在距離訓練帶一隻手臂長的地方，雙腳打開比肩膀略寬站定，伸直雙臂握住握把。

快速指南

- 身體向後仰，使訓練帶呈緊繃狀態。
- 主導的手臂緊抓握把，將手肘用力收到身後，以將身體拉起，空閒的另一隻手同時快速伸向錨點。
- 空閒的手前伸時，讓身體自然旋轉。
- 使身體穩穩向下降，返回起始位置。
- 脊椎和身體其他關節要維持一直線。

技巧提點

- 進行划船運動時，肩關節必須以伸展動作為主，確保絕大部分的負荷是由大塊的背闊肌承受。要達到這點，就要將手肘和手臂收向肋骨下緣和臀部，而不是將握把拉向肩膀。
- 上拉身體時用力要猛，才能產生足夠動力讓空閒的那隻手高高伸向錨點。但將身體向下降時，要抵抗重力作用穩住下降過程。
- 避免臀部因重力作用下垂，這可能使肩關節的動作跑掉，變成屈曲動作，可能造成拉近握把時位置過高，太靠近肩關節而使二頭肌操勞過度。
- 進行每一次划船動作時，腳踝、膝蓋、臀部和肩膀都要維持一直線，並以踝關節為支點或以腳跟支地擺動。

動作8　懸吊寬握划船

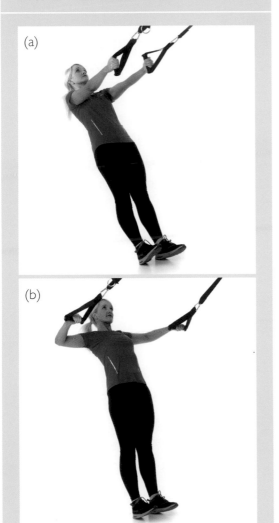

(a)

(b)

器材設置
訓練帶固定在上方錨點，兩條訓練帶長度相等，均調整為短長度至中長度。使用標準握把。

預備位置
面對懸吊器材，在距離訓練帶一隻手臂長的地方站定，伸直雙臂握住握把。

快速指南
- 身體向後仰，使訓練帶呈緊繃狀態。
- 手肘向外、向後收，將身體上拉，使胸部朝錨點方向靠近。
- 手肘保持與肩同高。
- 整個動作的過程中，從肩膀到雙腳要維持一直線。

技巧提點
- 這個動作的重點是移動肩膀進行水平伸展動作，使上臂後收、肩胛骨後縮。
- 手肘要維持與肩同高，但要注意不可將肩膀朝耳朵抬起，破壞肩關節的穩定。
- 避免臀部因重力作用下垂，這可能會造成划船動作過高，拉近握把時太靠近肩膀而使二頭肌操勞過度。
- 進行每一次划船動作時，腳踝、膝蓋、臀部和肩膀都要維持一直線，並以踝關節為支點或以腳跟支地擺動。

目標肌群：斜方肌、三角肌、二頭肌

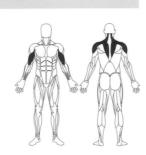

技術等級：2

強度等級：1

挑戰等級：3

動作9　反向飛鳥

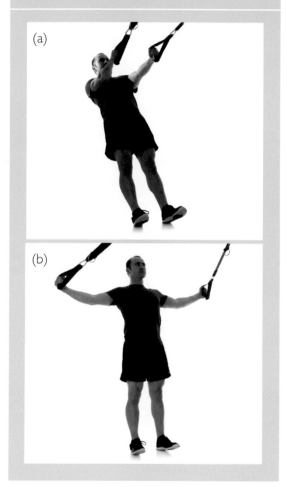

(a)

(b)

目標肌群：斜方肌、三角肌
技術等級：1
強度等級：2
挑戰等級：3

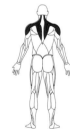

器材設置

訓練帶固定在上方錨點，兩條訓練帶長度相等，均調整為短長度至中長度。使用標準握把。

預備位置

面對懸吊器材，在距離訓練帶一隻手臂長的地方，腳與肩同寬站定，伸直雙臂握住握把。

快速指南

- 身體向後仰，使訓練帶呈緊繃狀態。
- 手肘打直使手臂伸直，兩隻手臂維持在肩膀高度向外、向後擴張，將身體上拉並使胸部向前挺出，手臂與身體呈T字形。
- 使身體穩穩向下降，返回起始位置。
- 脊椎和身體其他關節要維持一直線。

技巧提點

- 進行這個訓練動作時，會很想先動用其他關節使身體擺動起來，再讓肩膀發力進行主要動作。應該盡量避免這樣偷懶的狀況發生。如果負荷過重，不事先擺動身體雙手就無法在肩膀高度進行水平伸展，那雙腳就退後一點點，減輕需要克服的負荷。
- 進行這個動作時，手肘不需要完全伸直鎖死，應維持從鎖死狀態稍微放鬆的狀態，減輕關節承受的作用力。
- 避免臀部因重力作用下垂，這可能使肩關節的動作跑掉，變成屈曲動作，並造成臀部為了幫助手臂完成水平伸展動作，而錯誤擺動。
- 進行飛鳥動作時，腳踝、膝蓋、臀部和肩膀都要維持一直線，並以踝關節為支點或以腳跟支地擺動。

動作10　懸吊二頭肌彎舉

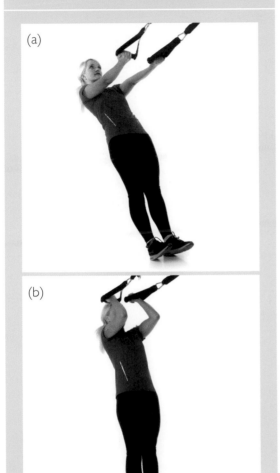

(a)

(b)

目標肌群：二頭肌
技術等級：1
強度等級：1
挑戰等級：2

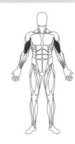

器材設置

訓練帶固定在上方錨點，兩條訓練帶長度相等，均調整為中長度至長長度。使用標準握把。

預備位置

面對懸吊器材，在距離訓練帶一隻手臂長的地方站定。伸直雙臂，手掌朝上握住握把，身體向後仰使訓練帶呈緊繃狀態。

快速指南

* 將上臂舉在身體前方與身體形成直角，身體從肩膀到雙腳維持一直線。
* 彎曲手肘將雙手舉至額頭兩側，同時將身體朝錨點上拉。
* 伸直雙臂使身體穩穩向下降，返回起始位置。

技巧提點

* 務必確保肘關節屈曲是將身體上拉的唯一動作。如果身體傾斜角度造成太大負荷，單憑二頭肌無法完成動作，很可能出現代償動作協助將身體上拉，這可能會使肩關節轉而進行類似窄握划船那樣的伸展動作。應選擇符合你的二頭肌肌力的負荷角度。
* 身體維持一直線、避免臀部向後下垂也是一大要點。手臂伸直時如果臀部彎曲，就算程度輕微，都很可能讓臀部做出代償動作，出力協助身體上拉，減輕進行彎舉時二頭肌所承受的負荷。這可能也反映出身體角度造成過大負荷，二頭肌已無力應付，應調整身體角度直到符合二頭肌的肌力。

動作11　單臂二頭肌彎舉

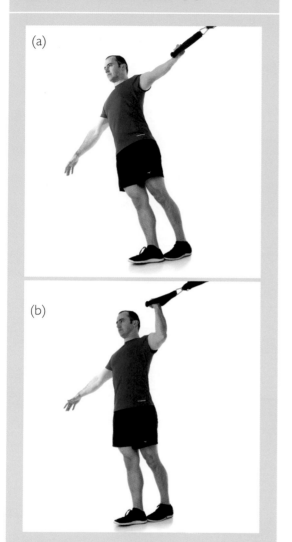

(a)

(b)

目標肌群：二頭肌
技術等級：2
強度等級：1
挑戰等級：3

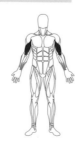

器材設置

訓練帶固定在上方錨點，兩條訓練帶長度相等，均調整為中長度至長長度。使用標準握把。

預備位置

身體90度側對錨點，腳一前一後稍微錯開站定，靠近錨點的那隻伸直握住握把，身體向另一邊傾斜使訓練帶呈緊繃狀態。

快速指南

- 將上臂舉在身側與身體呈直角，身體從肩膀到雙腳維持一直線。
- 彎曲手肘將下臂（手腕到手肘）向內舉至頭部旁，同時將身體朝錨點上拉。
- 伸直手臂使身體穩穩向下降，返回起始位置。

技巧提點

- 務必確保肘關節屈曲是將身體上拉的唯一動作。這是單手進行的動作，因此若因身體角度造成過大負荷，動作的那隻手的二頭肌將無法完成動作。應選擇符合你自己二頭肌肌力的負荷角度。負荷過重很可能出現錯誤的代償動作。
- 身體維持一直線、避免臀部向側邊下垂非常重要。如此才能確保臀部周遭的其他肌肉不會收縮發力，協助產生動能並減輕二頭肌的負荷。

深蹲運動

動作12　懸吊深蹲

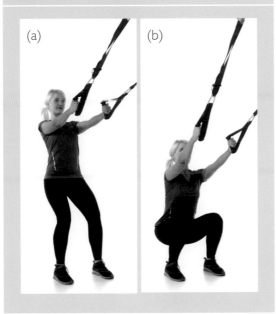

(a) (b)

目標肌群：

股四頭肌、臀肌

技術等級：1

強度等級：1

挑戰等級：2

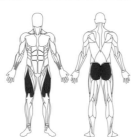

器材設置

訓練帶固定在上方錨點，兩條訓練帶長度相等，均調整為短長度至中長度。使用標準握把。

預備位置

面對錨點，在距離訓練帶45到60公分處，雙腳與肩同寬站定，伸直雙臂握住握把。

快速指南

- 身體向後仰，使訓練帶呈緊繃狀態。
- 臀部彎曲使身體向下降，同時彎曲膝蓋直至形成深蹲姿勢，此時膝蓋和臀部均形成直角。
- 進行深蹲動作的過程中，手臂繼續伸直，身體向後仰倚靠訓練帶，可依照需要支撐體重並維持身體平衡。
- 雙腿使力將身體向上撐，返回起始位置。
- 整個動作的過程保持挺胸，並將肩膀向後靠。

技巧提點

- 懸吊深蹲訓練的重點，在於協助健身者掌握深蹲技巧，以後不需任何輔助就能完成標準的深蹲動作。
- 正確完成深蹲的關鍵，在於完美平衡身體的下降動作與重力的作用。注意脛骨（小腿內側的長骨）與脊椎的角度變化，進行深蹲的站起與蹲下動作時，這兩個部位要一直平行，如此就能將重心維持在腳上，確保身體保持平衡。
- 深蹲時雙腳應與肩同寬。但很多人為了蹲得更深，雙腳往往寬過於肩，但這只不過是關節活動度太差的代償方式，尤其是足背屈角度不足。腳踝關節活動度太差的地方，就應該好好用柔軟度訓練改善。
- 每一次深蹲動作，膝蓋都要與腳拇趾和第二趾在同一個垂直面上。

動作13　過頭深蹲

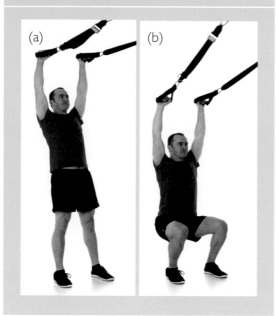

(a)　(b)

目標肌群：股四頭肌、
　臀肌、三角肌

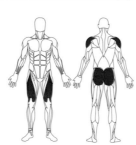

技術等級：2

強度等級：1

挑戰等級：3

器材設置

訓練帶固定在上方錨點，兩條訓練帶長度相等，均調整為短長度至中長度。使用標準握把。

預備位置

面對錨點，在距離訓練帶45到60公分處，雙腳與肩同寬站定，伸直手臂握住握把，將雙臂高舉到頭頂正上方。

快速指南

- 身體向後仰，以高舉的雙臂支撐體重，同時脊椎保持打直。

- 臀部彎曲使身體向下降，同時彎曲膝蓋，直至形成深蹲姿勢，此時膝蓋和臀部均形成直角。

- 進行深蹲的過程中，手臂保持伸直並高舉過頭，身體輕輕向後仰倚靠訓練帶，藉此維持身體平衡，並盡量保持姿勢正確。

- 雙腿使力將身體向上撐，返回起始位置。

- 整個動作的過程保持挺胸，並將肩膀向下、向後靠。

技巧提點

- 過頭深蹲的訓練目的，在於運用一個相對簡單的動作，檢查健身者是否能夠維持正確姿勢，並讓身體在這個姿勢下，稍微承擔一些負荷。

- 進行深蹲的站起與蹲下動作時，脛骨應與背部和舉在頭頂上方的手臂大致平行。這有助於保持身體平衡，並確保姿勢正確。

- 雙腳應與肩同寬，每一次深蹲動作，膝蓋都要與腳拇趾和第二趾在同一個垂直面上。

動作14　單腳深蹲

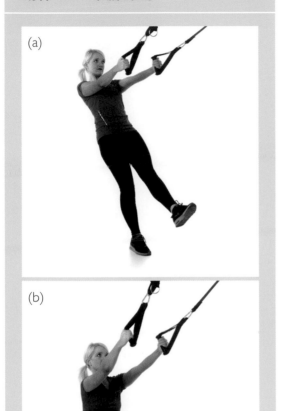

(a)

(b)

目標肌群：股四頭肌、臀肌

技術等級：2

強度等級：2

挑戰等級：4

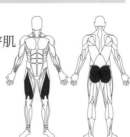

器材設置

訓練帶固定在上方錨點，均調整為短長度至中長度。使用標準握把。

預備位置

面對錨點，在距離訓練帶一隻手臂的地方站定，雙手伸直握住握把。改以單腳平衡站立，非支撐腳微舉在身前，身體稍向後仰使訓練帶呈緊繃狀態。

快速指南

- 彎曲支撐腳的臀部和膝蓋，使身體向下降，形成單腳深蹲姿勢，盡量使膝蓋彎過直角形成銳角。
- 深蹲過程中，將未承重的那隻腳舉在身前。
- 支撐腳用力，使身體升回單腳站立的起始位置，然後重複進行。
- 伸直雙臂握住握把時，脊椎要保持打直，整個動作的過程都要使訓練帶呈緊繃狀態。

技巧提點

- 單腳深蹲很適合當作挑戰深度深蹲前的入門動作，因為有訓練帶支撐更容易平衡身體，從深蹲姿勢站起時也會比較輕鬆。
- 進行深蹲的過程中，保持挺胸並確保脊椎維持一直線。雖然能做到深度深蹲更理想，但不該顧此失彼，導致背部姿勢跑掉。應特別注意骨盆不該後翻使下背拱起。
- 進行深蹲的過程中，支撐腳的膝蓋都要與腳拇趾和第二趾在同一個垂直面上。

41

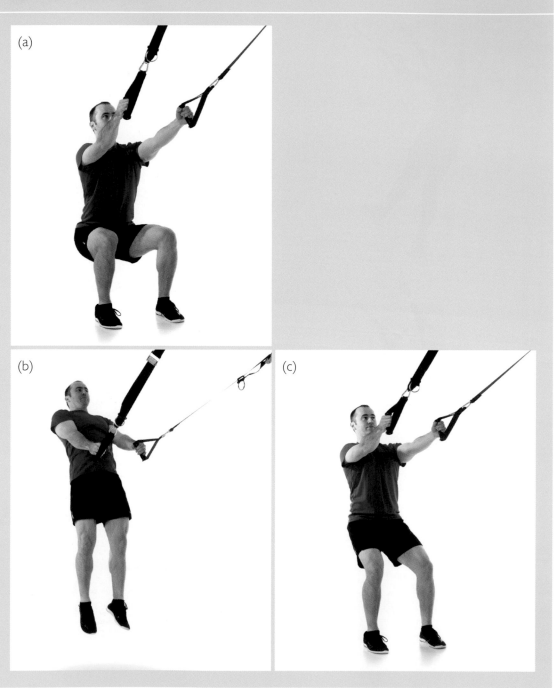

(a)

(b)

(c)

目標肌群：股四頭肌、
　臀肌、小腿肌群

技術等級：1

強度等級：3

挑戰等級：4

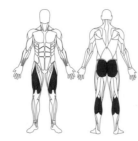

器材設置

訓練帶固定在上方錨點，兩條訓練帶長度相等，均調整為短長度至中長度。使用標準握把。

預備位置

面對錨點，在距離訓練帶45到60公分的地方，雙腳與肩同寬站定，伸直雙臂握住握把。

快速指南

- 身體向後仰使訓練帶呈緊繃狀態，同時身體和脊椎維持一直線。
- 彎曲臀部使身體快速向下降，同時彎曲膝蓋直至形成深蹲姿勢，此時膝蓋和臀部均接近直角狀態。
- 進行深蹲跳的過程中，手臂保持伸直握緊握把，身體向後仰倚靠訓練帶，藉此維持身體平衡。
- 兩腿猛力發勁，使身體向上也微微向後彈

升，躍起離地後以前腳掌輕巧落地，返回起始位置。
- 整個動作的過程保持挺胸，並將肩膀向後靠。

技巧提點

- 提升訓練動作進行的速度，並加入地面反作用力的影響，通常會凸顯動作的姿勢和技巧錯誤。因為健身者可能尚未完全掌握訓練動作的某些細節，只不過以慢速、低強度做動作時沒有發現。進行深蹲跳時，務必特別注意姿勢是否正確。
- 身體向下降進入預備跳躍的姿勢時，應避免臀部太過彎曲，以至於身體到達整個動作的最低點時，脊椎的角度超過了脛骨的角度。這個錯誤的準備姿勢，通常會導致猛力跳躍時身體向前衝出。準備跳躍時，應盡量使脛骨和脊椎保持平行。
- 身體向下降形成預備跳躍的姿勢時，雙腳應與肩同寬。落地時也應保持同樣的站姿，以便立即進行下一回。
- 每一次深蹲跳，膝蓋都要與腳拇趾和第二趾在同一個垂直面上。用前腳掌落地時盡量保持膝蓋柔軟，可以彎曲膝關節以緩衝落地的衝擊力。

動作 16 　深蹲前躍

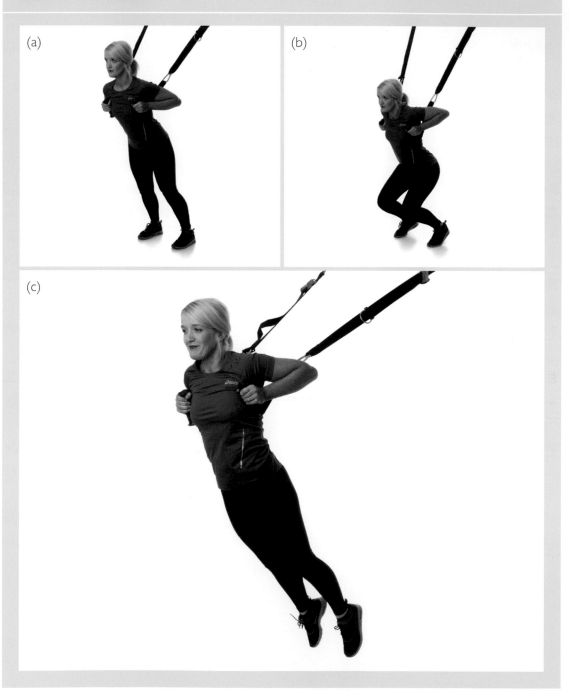

目標肌群：股四頭肌、
小腿肌群

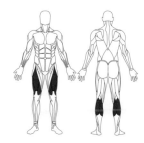

技術等級：2

強度等級：3

挑戰等級：5

器材設置

訓練帶固定在上方錨點，兩條訓練帶長度相等，均調整為短長度至中長度。使用標準握把。

預備位置

背對錨點，雙腳打開與肩同寬站定，將訓練帶穿過腋下，並握住握把緊貼胸部兩側。

快速指南

- 身體前傾用訓練帶支撐體重，同時脊椎保持打直。
- 彎曲臀部和膝蓋，使身體快速向下降，形成半深蹲姿勢，雙腿準備跳躍。
- 兩腿猛力發勁使身體向上彈升，躍起時想像自己要向前撲出。
- 躍起的身體會將訓練帶繃到極限長度，向上

劃出一道弧線，最後落回地面。

- 用前腳掌落地，膝蓋保持柔軟以減輕衝擊力，然後返回起始位置。

技巧提點

- 做這個動作必須對訓練帶有一定程度的信任，因為訓練帶在此擔任要角，承載了健身者向前、向上騰躍的衝力，在空中牽引身體然後使身體安然落地。
- 身體下蹲形成跳躍預備姿勢時，不必蹲得像深蹲跳或標準深蹲動作那麼深。這個動作的準備跳躍階段較為短暫，姿勢較接近半蹲，相對來說膝關節和踝關節的屈曲動作較大，而髖關節的屈曲動作比較小。
- 雙腳應與肩同寬，身體逐漸下蹲的預備跳躍階段和落地時，膝蓋都要與腳拇趾和第二趾在同一個垂直面上。
- 整個動作的過程保持挺胸，並在躍離地面時稍微保持身體繃直，將更容易掌控身體運動的方向。
- 避免身體跳起後馬上將雙腿向前踢出，如此將無法在落地後快速返回原位進行下一回。

弓箭步蹲運動

動作17　懸吊弓箭步蹲

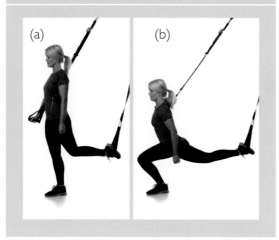

(a)　　　(b)

目標肌群：

臀肌、股四頭肌

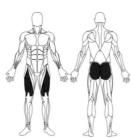

技術等級：2

強度等級：2

挑戰等級：4

器材設置

訓練帶固定在上方錨點，其中一條調整為全長度，另一條調整為中長度。較長的訓練帶接上足環，中長度訓練帶使用握把。

預備位置

背對錨點，在距離訓練帶約90公分的地方，雙腳與肩同寬站定。與中長度訓練帶同一邊的手，將握把握在身前，以維持身體平衡，另一邊的腳腳底朝上，套在全長度訓練帶的足環中懸空，靠另一隻腳站立。

快速指南

- 身體向前移動，使套在足環中的後腳將訓練帶稍微向前帶。
- 支撐腳的膝蓋和臀部彎曲，使身體向下降形成深弓箭步蹲。
- 在身前握住握把的手稍微再向前伸，藉此保持身體平衡，使臀部得以再彎一點。
- 支撐腳用力，使身體上升返回起始位置。

技巧提點

- 做這個動作時要維持平衡，對初學者來說可能是不小的挑戰，尤其是動作重複幾次後，使用到的肌肉會開始疲勞，越來越不容易保持關節穩定。應小心避免不慎摔倒，必要時可利用訓練帶支撐身體，以策安全。
- 進行懸吊弓箭步蹲時，如果髖關節的屈曲程度大於踝關節也無妨，出現這種狀況甚至效果更好。將手臂向前伸能將身體重心前移至前腳，這能增加髖關節的屈曲程度，進而提升臀肌收縮程度。
- 進行弓箭步蹲的過程中，前腳的膝蓋要與腳拇趾和第二趾在同一個垂直面上。如果每次弓箭步下蹲到底時，膝蓋總是向內垮，調整手臂前伸的程度可能會有所幫助。前伸的手臂繞過前腳上方伸向另一側，有助於保持身體平衡，並減少膝蓋向內垮的情形。

動作 18　平衡弓箭步蹲

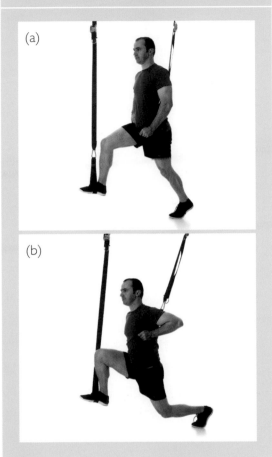

(a)

(b)

目標肌群：
　臀肌、股四頭肌
技術等級：2
強度等級：2
挑戰等級：4

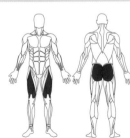

器材設置
訓練帶固定在上方錨點，其中一條調整為全長度，另一條調整為短長度。較長的訓練帶接上足環，短長度訓練帶使用握把。

預備位置
單腳以中立站姿在錨點正下方站定，另一隻腳舉在身前，套入全長度訓練帶的足環中。對側那隻手將握把握在腰部附近，以維持身體平衡。

快速指南
- 彎曲踩在足環中那隻腳的膝蓋和臀部，使身體向前、向下降，形成弓箭步蹲。
- 蹲下的那隻腳踩在足環中會比較不穩，需要不斷微調才能穩住晃動，完成每次動作。
- 利用短長度訓練帶保持身體平衡，但要小心不要將身體上拉，以免減輕體重對蹲下的那隻腳造成更大負荷。
- 使身體穩穩上升返回起始位置，然後重複進行動作。

技巧提點
- 做這個動作時要維持平衡，對初學者來說可能是不小的挑戰，尤其是動作重複進行了幾次後，使用到的肌肉會開始疲勞，越來越不容易保持關節穩定。應小心避免不慎摔倒，必要時可利用訓練帶支撐身體，以策安全。
- 進行弓箭步蹲的過程中，前腳的膝蓋要與腳拇趾和第二趾在同一個垂直面上。

動作19 懸吊側弓箭步蹲

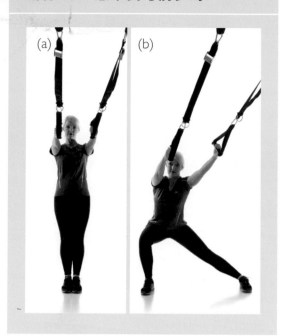

(a) (b)

目標肌群：股四頭肌、
臀肌、外展肌群

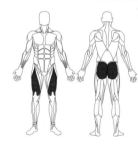

技術等級：2
強度等級：1
挑戰等級：3

器材設置

訓練帶固定在上方錨點，均調整為中長度。使用標準握把。

預備位置

面對錨點，在距離訓練帶一隻手臂的地方，以脊椎中立站姿站立。手臂伸直握住握把，身體向後仰使訓練帶呈緊繃狀態。

快速指南

- 向身側跨一大步，並彎曲這隻主導腳的膝蓋和臀部，使身體向下降形成側弓箭步蹲。
- 主導腳猛力向上、向內蹬，返回起始位置。
- 整個動作的過程中脊椎要保持打直，並避免用手拉握把協助身體返回中間位置。
- 可以一口氣用同一隻腳做完整組訓練，然後再換腳進行；也可以每做一次動作就換腳，左右交替進行。

技巧提點

- 側弓箭步蹲或稱為額狀面弓箭步蹲，雙腳不論是在起始位置還是蹲成弓箭步時，腳尖都要朝向正前方。進行側弓箭步蹲時，應小心確保雙腳不要向外轉。
- 主導腳逐漸向下降形成弓箭步蹲時，跟隨腳的腳底必須一直緊貼地面，同時膝蓋伸展並且鎖死以保持伸直，體重主要由主導腳支撐。
- 如果跟隨腳的膝關節屈曲，通常代表部分體重仍由跟隨腳支撐。與其讓跟隨腳以錯誤的姿勢進行動作，還不如用訓練帶支撐身體以減輕負荷，使主導腳正確地做出動作。

核心運動

動作20　懸吊盒式運動

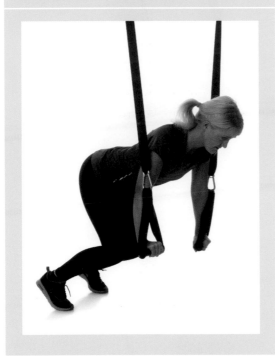

目標肌群：腹肌、三角肌

技術等級：1

強度等級：2

挑戰等級：3

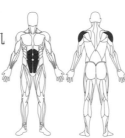

器材設置

訓練帶固定在上方錨點，均調整為長長度。使用標準握把。

預備位置

四肢跪地，使頭部位於錨點正下方，雙手握住握把。

快速指南

- 將膝蓋抬離地面，使身體懸吊在握住握把的雙手和接觸地面的腳趾之間。
- 確保脊椎維持在正確位置，且髖關節和膝關節均呈90度。
- 維持這個姿勢一段時間，同時保持呼吸規律順暢。
- 將膝蓋向下降回地面，讓身體休息。

技巧提點

- 進行盒式運動時，使臀部、脊椎和肩膀維持一直線，且盡量保持穩定。雙眼直視地面，而頭部也應面朝同一方向，避免抬頭向上張望導致頸椎伸展。
- 隨著核心肌群開始疲勞，身體會試圖返回最好施力、最輕鬆的姿勢，可能會使脊椎的姿勢跑掉。應避免骨盆前翻導致下背下凹、脊椎向上拱起、肩膀向前彎曲形成圓肩，以及一邊的膝蓋低於另一邊或臀部傾斜導致脊椎歪曲。

懸吊訓練基本動作

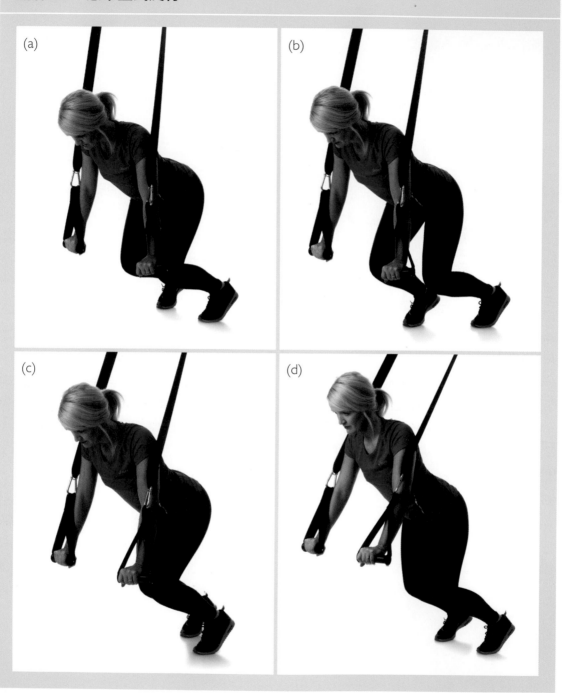

目標肌群：腹肌、三角肌

技術等級：2

強度等級：2

挑戰等級：4

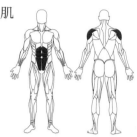

器材設置

訓練帶固定在上方錨點，均調整為長長度。使用標準握把。

預備位置

四肢跪地，使頭部位於錨點正下方，雙手握住握把。

快速指南

- 將膝蓋抬離地面，使身體懸吊在握住握把的雙手和接觸地面的腳趾之間。
- 確保脊椎維持在正確位置，且髖關節和膝關節均呈90度。
- 將手臂及脊椎穩穩維持在正確位置，同時雙腳以5到7公分的步距小步向前走，使身體

慢慢前進45至60公分後，再緩步走回起始位置。

- 將膝蓋向下降回地面，讓身體休息。

技巧提點

- 進行盒式爬行動作時，使臀部、脊椎和肩膀維持一直線，且盡量保持穩定。雙眼直視地面，而頭部也應面朝同一方向，避免抬頭向上張望導致頸椎伸展。
- 前進的步伐一定要小，一次只使身體前進一小步，而不是大步向前。
- 訓練帶會慢慢開始向上劃出一道弧線，並產生鐘擺效應，手臂必須穩住身體並克服鐘擺作用，才能維持盒式運動的正確姿勢。
- 隨著核心肌群開始疲勞，身體會試圖返回最好施力、最輕鬆的姿勢，可能會使脊椎的姿勢跑掉。應避免骨盆前翻導致下背下凹、脊椎向上拱起、肩膀向前彎曲形成圓肩，以及一邊的膝蓋低於另一邊或臀部傾斜導致脊椎歪曲。

動作22　懸吊棒式運動

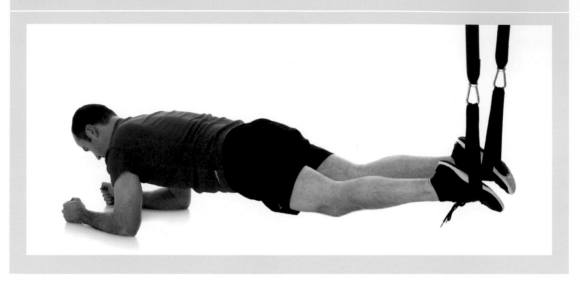

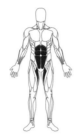

目標肌群：腹肌、髂腰肌

技術等級：1

強度等級：2

挑戰等級：3

器材設置

訓練帶固定在上方錨點，均調整為長長度。使用足環。

預備位置

面朝下趴臥在地上，將雙腳套在足環中，以手肘及前臂撐地。

快速指南

- 將臀部抬離地面，直到與肩膀和套在足環中的雙腳形成一直線，脊椎維持正確位置。
- 維持這個姿勢一段時間，同時保持呼吸規律順暢。
- 將臀部和軀幹向下降到地面，讓身體休息。

技巧提點

- 進行棒式運動時，使腳踝、膝蓋、臀部、脊椎和肩膀維持一直線，且盡量保持穩定。雙眼直視地面，而頭部也應面朝同一方向，避免抬頭向上張望導致頸部伸展。
- 隨著核心肌群開始疲勞，身體會試圖返回最好施力、最輕鬆的姿勢，可能會使脊椎的姿勢跑掉。應避免骨盆前翻導致下背下凹、脊椎向上拱起、肩膀向前彎曲形成圓肩，以及臀部傾斜導致脊椎歪曲。

動作23 懸吊臀橋運動

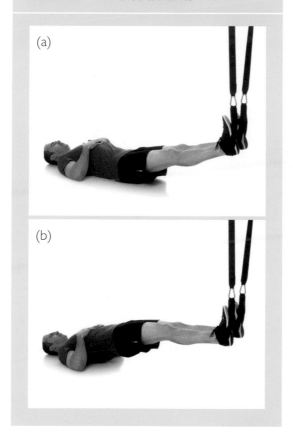

(a)

(b)

目標肌群：臀肌、大腿後肌、
　腰豎脊肌

技術等級：1

強度等級：2

挑戰等級：3

器材設置

訓練帶固定在上方錨點，均調整為長長度。使
用足環。

預備位置

面朝上仰臥，雙腳或腳跟套在錨點正下方的足
環中，雙腿併攏，膝蓋和臀部彎曲，雙手橫置
於胸前。

快速指南

- 將臀部抬離地面，直到與肩膀和膝蓋成一直
  線，脊椎維持正確位置。此時身體應呈傾斜
  姿勢，頭部位置最低。
- 維持臀橋運動5到10秒後，將臀部降回地
  面，然後重複進行。
- 整個動作的過程中，保持膝蓋彎曲90度。

技巧提點

- 進行臀橋運動將身體撐起時，使膝蓋、臀
  部、脊椎和肩膀維持一直線，且盡量保持穩
  定。整個動作的過程中，頭部應放鬆並接觸
  地面，避免抬頭向上張望導致頸部屈曲。
- 第一個疲勞的跡象，很可能是膝蓋難以維持
  彎曲90度，大腿後肌無力時膝蓋就會開始
  伸展，臀部也可能開始下垂，使身體無法維
  持一直線。隨著後側核心肌群開始疲勞，身
  體會試圖返回最好施力、最輕鬆的姿勢，而
  這個姿勢通常不太理想。應避免骨盆前翻導
  致下背下凹，如果無法將錯誤姿勢改正，就
  應停止訓練。

動作24　反向棒式分腿

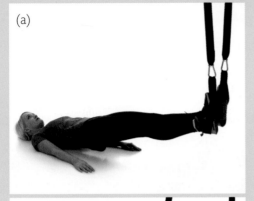

(a)

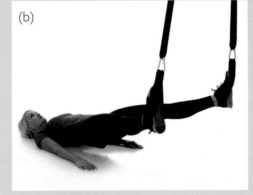

(b)

目標肌群：臀肌、大腿後肌、
　外展肌群、腰豎脊肌

技術等級：1

強度等級：2

挑戰等級：3

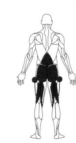

器材設置

訓練帶固定在上方錨點，均調整為長長度。使
用足環。

預備位置

面朝上仰臥，雙腳或腳跟套在足環中，雙腿併
攏，雙手貼地穩定身體。

快速指南

- 將臀部抬離地面，直到與肩膀和套在足環
  中的雙腳腳跟形成一直線，脊椎維持正確
  位置。
- 維持反向棒式運動姿勢，同時慢慢地張開雙
  腿，然後再慢慢併攏，重複進行。
- 將臀部向下降回地面，讓身體休息。

技巧提點

- 進行反向棒式運動時，使腳踝、膝蓋、臀
  部、脊椎和肩膀維持一直線，並且盡量保
  持穩定。整個動作的過程中，頭部應該放
  鬆並接觸地面，避免抬頭向上張望導致頸
  部屈曲。
- 雙腿向外張、向內夾的動作應緩慢進行，動
  作過程應流暢、穩定，雙腿不應停在夾緊或
  張開的狀態。
- 隨著核心肌群開始疲勞，身體會試圖返回最
  好施力、最輕鬆的姿勢，可能會使脊椎的姿
  勢跑掉。應避免骨盆前翻導致下背下凹，以
  及臀部傾斜導致脊椎歪曲。

動作25　懸吊屈體抬膝

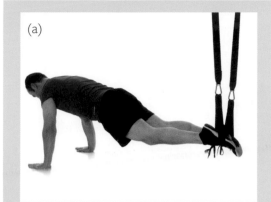

(a)

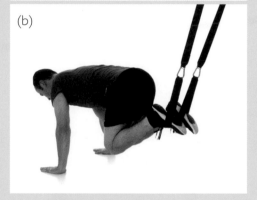

(b)

目標肌群：腹肌、髂腰肌

技術等級：2

強度等級：2

挑戰等級：4

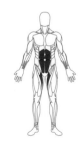

器材設置

訓練帶固定在上方錨點，均調整為長長度。使用足環。

預備位置

雙腳套在足環中，面朝下趴臥，以手肘及前臂撐地。

快速指南

- 將臀部抬離地面，雙手撐地將身體撐起，使身體在撐地的雙手和套在足環中的雙腳之間成一直線。
- 彎曲臀部和膝蓋，使雙腿經過身體下方抬向胸前。
- 整個動作的過程中，骨盆和肩膀應維持差不多的高度。
- 穩穩伸展臀部和膝蓋，使雙腿回到身體後方。

技巧提點

- 進行屈體抬膝時，整個軀幹和肩關節都需要花很大的力氣穩定身體，同時還要控制腿部的移動。
- 訓練帶繞著固定的錨點劃出弧線，因此膝蓋收向身體時，訓練帶會稍微使套在足環裡的雙腳升高。應該透過腳踝、膝蓋和臀部的微調，去抵銷這個微小的抬升力量，盡可能避免骨盆上移導致脊椎彎曲。
- 如果能力許可，將膝蓋上抬至身體下方，使臀部屈曲超過90度，若能屈曲至120度左右最為理想。

動作26　懸吊交替屈體抬膝

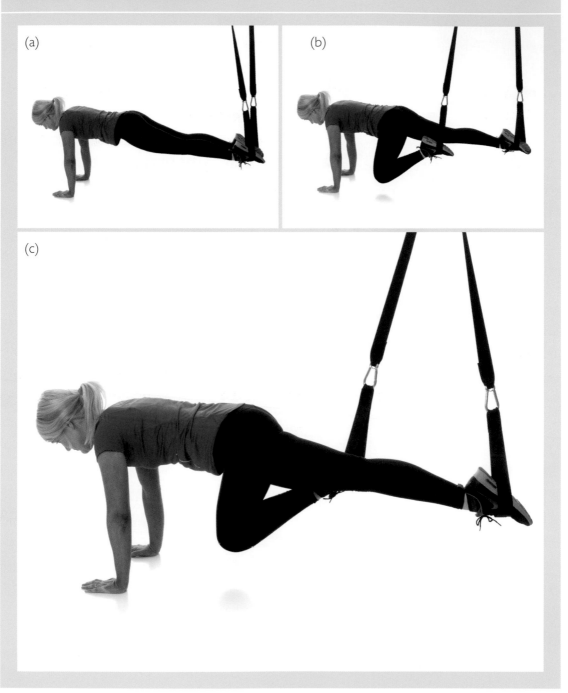

(a)

(b)

(c)

目標肌群：腹肌、髂腰肌

技術等級：2

強度等級：2

挑戰等級：4

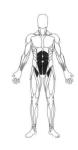

器材設置

訓練帶固定仕上方錨點，均調整為長長度。使用足環。

預備位置

雙腳套在足環中，面朝下趴臥，以手肘及前臂撐地。

快速指南

- 將臀部抬離地面，雙手撐地將身體撐起，使身體在撐地的雙手和套在足環中的雙腳之間成一直線。
- 一隻腳的臀部和膝蓋彎曲，使膝蓋經過身體下方抬向胸前然後退回原位，另一隻腳再重複相同的動作，兩腳交替進行。
- 整組動作的過程中，骨盆和肩膀應維持差不多的高度。
- 控制進行速度使動作滑順流暢，避免動作太過快速、忽停忽動。

技巧提點

- 進行交替屈體抬膝時，整個軀幹和肩關節都需要花很大的力氣穩定身體，同時還要控制腿部的交替移動。
- 交替抬膝會使骨盆和脊椎產生轉動的力量。要使軀體完全靜止不動是強人所難，但仍應盡量降低脊椎的轉動程度，雙腿上抬時要使身體維持一定程度的穩定。
- 交替抬膝時，應該特別注重動作是否做得完整，以及換腳時動作是否順暢，動作進行得快不快不是重點。

懸吊訓練進階動作
ADVANCED SUSPENDED EXERCISES

6

尚未打好懸吊訓練的基本功之前，最好不要貿然嘗試本章收錄的進階訓練動作，這些高難度的訓練，光有熱誠恐怕仍難以掌握。話雖如此，這些進階動作也是從上一章的基本動作衍生而來，以上一章的訓練方式為基礎，再添加變化或進行調整。

訓練動作的強度或難度超過健身者當前的能力極限時，就會暴露出他體能、技巧或移動力的不足之處。所以確實掌握基本訓練動作的運動機制，並且有能力正確完成每個動作，可說是至關緊要。待技術純熟、姿勢正確，就能師出有名地正面迎戰本章的進階挑戰了。

提升懸吊訓練動作難度的方式有很多，包括以下幾種：

- 改變負荷角度，使欲鍛鍊的身體部位受到更強大的重力牽引；
- 改變進行動作的速度或動量。將動作減慢

能延長肌肉受張力的時間，將動作加速能增加力量與爆發力；
- 在動作中使用更多的身體部位和關節，提升動作複雜度並增加神經刺激；
- 將訓練帶拉離錨點以加強鐘擺效應；
- 將兩個以上的動作結合成複合動作以提高挑戰性；
- 改變原始動作的進行平面或運動方向，以產生不同的神經刺激，使原本已掌握的動作技巧出現變化；
- 在訓練動作中添加地面反作用力和撞擊力的影響，強迫身體快速穩定並訓練本體感覺。

本章收錄的進階訓練動作，會依照和前一章相同的五個動作方式分類，分別是推、拉、深蹲、弓箭步蹲和核心控制。

進階推式運動

動作 1　交替飛鳥胸推

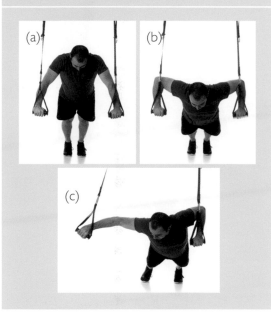

(a) (b) (c)

目標肌群：胸肌、
　　三角肌、三頭肌
技術等級：2
強度等級：2
挑戰等級：4

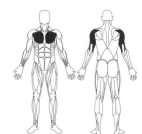

器材設置：訓練帶固定在上方錨點，兩條訓練帶均調整為中長度至短長度。使用標準握把。

預備位置：雙手握住握把，使訓練帶貼在手臂的外側，從錨點下方往前走幾步，以脊椎中立姿勢站定。身體稍微前傾背對錨點，將握把握在胸部兩側附近，比肩膀稍低的位置。

快速指南

- 身體前傾倚靠訓練帶，手肘打直並將雙手維持在肩膀前方
- 第一下是標準胸推動作，做完之後回到起始位置。
- 做第二下時（圖C），一隻手臂向外伸，手肘伸展像是進行飛鳥動作，另一隻手則進行標準胸推動作。
- 每做一次標準胸推，就做一次半胸推半飛鳥的變化動作，兩個動作交替進行。
- 運動的過程中保持挺胸，並確保其他重要關節成一直線。
- 可以考慮整組動作的飛鳥都只用同一隻手進行，比如說只用左手。完成整組動作後，再換右手飛鳥做完第二組，達到平衡。也可以在同一組動作之中，就換手進行飛鳥動作，比如說兩下胸推、左手飛鳥、兩下胸推、右手飛鳥。

技巧提點

- 進行半胸推半飛鳥的第一個動作，一定要是將進行飛鳥的那隻手張向身側，好使胸肌能用上最大的力，並用進行胸推動作的那隻手使下降的過程保持穩定。返回起始位置的路徑，應與降下時相同。
- 做這動作時，可能會很想將身體轉向進行飛鳥的那隻手，讓處於更好施力位置、進行胸推的那隻手承擔大部分體重。應保持身體朝下，並選擇適當的負荷角度，使進行飛鳥動作的手能穩住姿勢，並且承受得住負荷。

59

動作2 橫狀面胸推

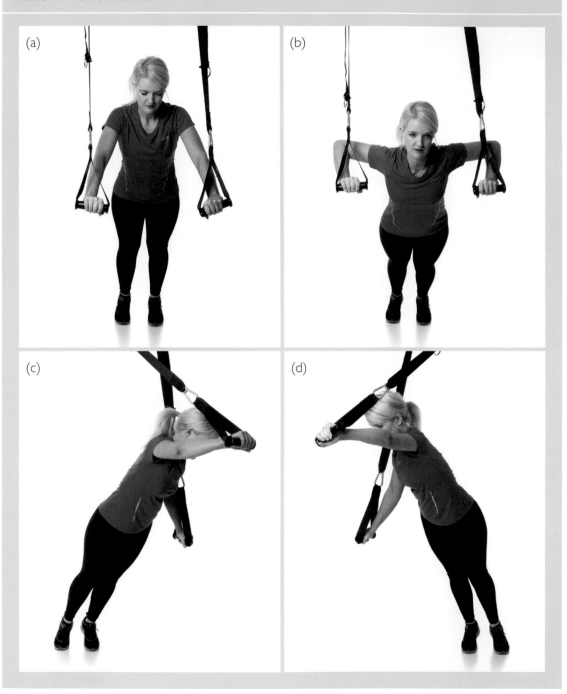

(a) (b) (c) (d)

目標肌群：胸肌、
　　三角肌、三頭肌

技術等級：2

強度等級：2

挑戰等級：4

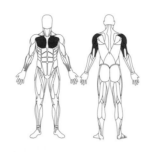

器材設置

訓練帶固定在上方錨點，兩條訓練帶長度相等，均調整為中長度至短長度。使用標準握把。

預備位置

雙手握住握把，使訓練帶貼在手臂的外側，從錨點下方往前走幾步，雙腳打開比肩膀略寬，以脊椎中立姿勢站定。身體稍微前傾背對錨點，將握把握在身體前方肩膀高度的位置。

快速指南

• 身體前傾倚靠訓練帶，以手臂支撐身體重量。

• 保持雙臂向外張開，手肘及肩膀彎曲使身體前傾，直到胸部快要與握把平行。

• 利用握把將身體推回，過程中一隻手臂向上橫過身體另一側，另一隻手臂則放低維持在身體同側，直到兩隻手都打直。

• 手肘往回帶，返回原本胸部向前頂的胸推向下姿勢，然後換邊進行橫狀面胸推動作，高、低手交換。

• 換邊進行橫狀面胸推動作。

• 整個運動的過程中保持挺胸，並確保其他重要關節成一直線。

技巧提點

• 胸推時一隻手臂向上橫過身體另一側，會將訓練帶拉離錨點，進而受到鐘擺效應影響。因此向上橫過身體的那隻手會感受到更強的抗力。做這個動作時速度要緩慢、動作要穩定，才能確保兩邊的橫狀面胸推動作都有效又安全。

• 為了使兩隻手都到達正確位置，脊椎會需要稍微彎向低手的那一側。但脊椎在前後方向仍須維持一直線。

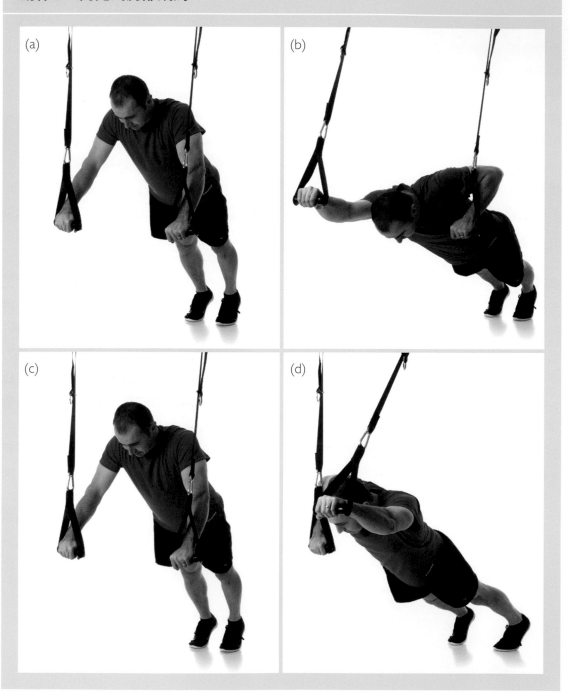

縣吊訓練進階動作

目標肌群：胸肌、三角肌

技術等級：2

強度等級：3

挑戰等級：5

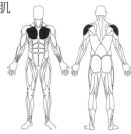

器材設置

訓練帶固定在上方錨點，兩條訓練帶長度相等，均調整為中長度至短長度。使用標準握把。

預備位置

雙手握住握把，使訓練帶貼在手臂的外側，從錨點下方往前走幾步，以脊椎中立姿勢站定。手臂伸直，身體稍微前傾背對錨點，將握把握在身體前方肩膀高度的位置。

快速指南

- 前傾倚靠訓練帶，以手臂支撐身體重量。
- 將一隻手向外張開，劃出一道橫向的大弧線，另一隻手同時順著身體斜度伸舉過頭。過程中應控制身體穩穩下降。
- 將向外張的那隻手向前伸，並將向上舉的那隻手向下收，使雙手返回身體前方並在中央相觸。

- 每次進行動作，都使向外張的手和向上舉的手交換。
- 保持挺胸，並確保其他重要關節成一直線。

技巧提點

- 一邊的肩膀進行水平伸展動作，另一邊的肩膀則進行水平屈曲動作。此時應確保整個動作的過程中，手腕、手肘和肩關節嚴格維持一直線，而且手肘關節稍微保持柔軟不鎖死。
- 做高寬式胸部飛鳥動作時，一定要使關節和脊椎維持一直線，腳踝、膝蓋、臀部和脊椎都要保持穩定，使身體形成以前腳掌為支點的有效槓桿。
- 避免臀部因重力作用向前下垂，也要避免身體轉向舉起的手那一側，使下背承受過大的壓力，增加受傷風險。
- 如果負荷過重，向上舉起手的那一邊肩膀可能會受傷。務必確保身體傾斜的角度適當，肩膀的穩定度和力量負擔得了體重造成的抗力。如果負荷過重，可以往前走幾步，站定在距離錨點更遠的地方，便能減輕肩膀承受的負荷。

動作 4　平衡伏地挺身

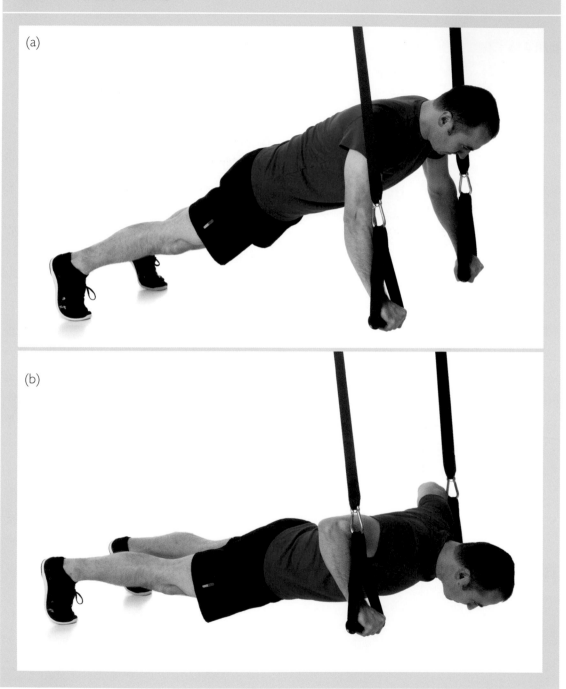

(a)

(b)

目標肌群：胸肌、
　　三角肌、三頭肌
技術等級：1
強度等級：3
挑戰等級：4

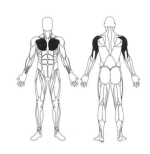

器材設置

訓練帶固定在上方錨點，兩條訓練帶長度相等，均調整為長長度。使用標準握把。

預備位置

雙手緊握握把呈標準伏地挺身姿勢，雙手手臂在錨點正下方鎖死，雙腿併攏以腳尖平衡身體。

快速指南

- 手肘及肩膀彎曲，抵抗重力使身體穩穩向下降，直到手肘在兩側形成直角，然後向上推升返回起始位置，同時將肘關節鎖死。
- 伏地挺身向下和向上時，必須穩住並修正訓練帶的小幅擺動，使身體維持正確姿勢。
- 做每一下平衡伏地挺身時，從肩膀到雙腳都要維持一直線，避免腰部與臀部塌陷或拱起。

技巧提點

- 做這個訓練動作之前，必須有能力輕鬆完成一次標準的雙手著地式伏地挺身。與普通的伏地挺身相比，將雙手懸吊在握把中做伏地挺身，會使負荷增加、難度升高，因為肩膀會變得不穩定，進而使肩關節四周的肌肉更費力。
- 避免臀部因重力作用下垂，使下背承受過大的壓力，增加脊椎受傷風險。做每一下伏地挺身時，腳踝、膝蓋、臀部和肩膀都要維持一直線並與地面平行。
- 伏地挺身向下時，避免身體下降過快或任由身體自由下墜，因為這可能使訓練帶錯誤擺動導致受傷。應盡量穩住身體降下的過程，順暢接續向上推升的動作。

動作5　平衡伏地挺身至胸推

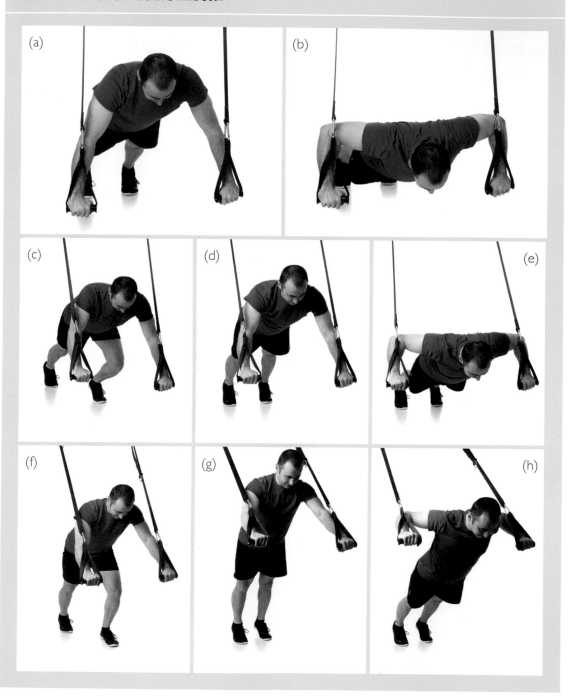

目標肌群：胸肌、
　　三角肌、三頭肌
技術等級：3
強度等級：3
挑戰等級：6

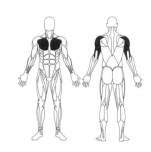

器材設置

訓練帶固定在上方錨點，兩條訓練帶長度相等，均調整為長長度。使用標準握把。

預備位置

手掌緊握握把呈標準伏地挺身姿勢，雙手手臂在錨點正下方鎖死，雙腿併攏以腳尖平衡身體。

快速指南

- 手肘及肩膀彎曲，抵抗重力使身體穩穩向下降，直到手肘在兩側形成直角，然後向上推升返回起始位置，同時將肘關節鎖死。
- 在每一下伏地挺身之間，以伏地挺身預備姿勢撐地時，雙腳向前走大約15至20公分後站定，使訓練帶跟著向前然後再進行下一次伏地挺身。每次做完一次伏地挺身就再向前走，讓身體漸漸從面向地面的伏地挺身姿勢，變成站立的胸推姿勢。
- 身體到達可以進行胸推動作的最高點後，改

成每做完一回就倒退走15至20公分，直到重回面向地面的平衡伏地挺身姿勢。
- 伏地挺身向下和向上的過程中，必須穩住並修正訓練帶的小幅擺動，使得身體維持正確姿勢。
- 做每一下平衡伏地挺身至胸推時，從肩膀到雙腳都要維持一直線，避免腰部與臀部塌陷或拱起。

技巧提點

- 做這個訓練動作之前，必須有能力輕鬆完成一次標準的雙手著地式伏地挺身。與普通的伏地挺身相比，將雙手懸吊在握把中進行伏地挺身，會使負荷增加、難度升高，因為肩膀會變得不穩定，進而使肩關節四周的肌肉更費力。
- 身體傾斜角度的變化，會改變身體重心和受力方向，使每一下伏地挺身和胸推的挑戰都不同。應小心確保每一次下壓時，都確實穩住任何握把晃動的情形。
- 避免臀部因重力作用下垂，使下背承受過大的壓力，增加脊椎受傷風險。進行每一下伏地挺身和胸推時，腳踝、膝蓋、臀部和肩膀都要維持一直線並與地面平行。

懸吊訓練進階動作

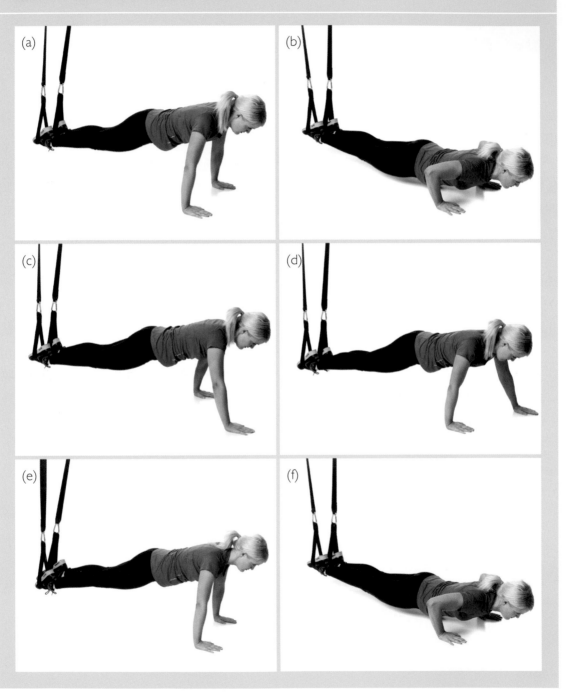

目標肌群：胸肌、三角肌、
　　三頭肌、腹肌

技術等級：2

強度等級：3

挑戰等級：5

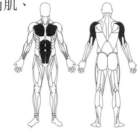

器材設置

訓練帶固定在上方錨點，兩條訓練帶長度相等，均調整為長長度。使用足環。

預備位置

雙腳腳背朝下懸吊在錨點正下方的足環中，手掌緊貼地面呈標準伏地挺身姿勢。

快速指南

- 手臂向前步行2到3步，同時用腳將訓練帶向前帶，並抵抗產生的鐘擺拉力。
- 手肘及肩膀彎曲，抵抗重力使身體穩穩向下降，直到手肘在兩側形成直角，然後向上推升返回起始位置，同時將肘關節鎖死。
- 手臂向後步行2到3步回到起始位置，然後重複進行。
- 做每一下手臂行走伏地挺身時，從肩膀到雙腳都要維持一直線，避免腰部與臀部塌陷或拱起。

技巧提點

- 做這個訓練動作之前，必須有能力完成一次標準的懸吊伏地挺身。與普通的伏地挺身相比，將雙腳懸吊在足環中進行伏地挺身，會使負荷增加、難度升高，因為手臂會需要承擔更高比例的體重，整個身體也會更不容易維持平衡。
- 避免臀部因重力作用下垂，使下背承受過大的壓力，增加脊椎受傷風險。進行每一下伏地挺身時，腳踝、膝蓋、臀部和肩膀都要維持一直線並與地面平行。
- 向前步行所產生的鐘擺效應，會使腹肌和髂腰肌更費力，也容易使肌肉更早疲勞，可能導致臀部下垂，下背太過下凹。不可用錯誤姿勢進行動作，如果臀部和背部無法維持正確姿勢就應停止訓練。
- 伏地挺身向下時，避免身體下降速度過快或任由身體自由下墜。應盡量穩住身體降下的過程，順暢接續向上推升的動作。

動作7 多平面懸吊伏地挺身

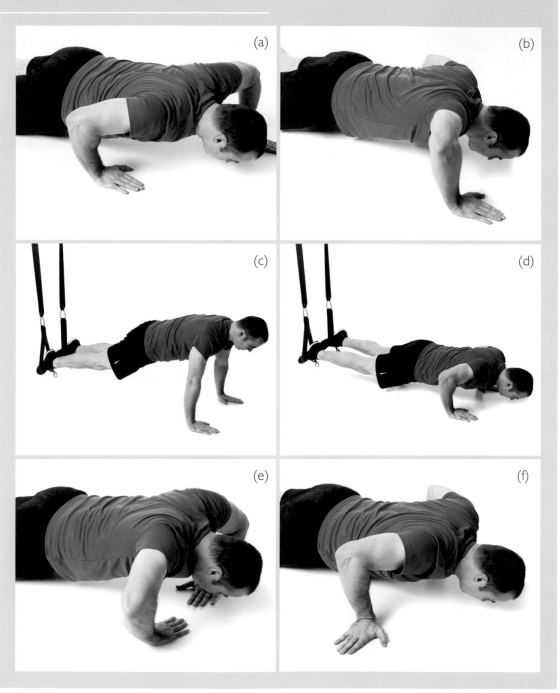

目標肌群：胸肌、三角肌、
　三頭肌、腹肌

技術等級：2

強度等級：3

挑戰等級：5

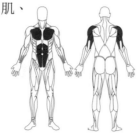

器材設置

訓練帶固定在上方錨點，兩條訓練帶長度相
等，均調整為長長度。使用足環。

預備位置

雙腳腳背朝下懸吊在錨點正下方的足環中，手
掌緊貼地面呈標準伏地挺身姿勢。

快速指南

- 這個伏地挺身變化動作的重點，在於一整組
動作循環中，兩隻手臂一共要做出6種不同
的姿勢：
- 左手高位、右手低位
- 右手高位、左手低位
- 雙手皆窄
- 雙手皆寬
- 雙手內轉90度
- 雙手外轉90度
- 變換手部位置並且就定位後，使手肘及肩膀

彎曲，抵抗重力使胸部朝地面穩穩向下降，
然後向上推升返回起始位置，同時將肘關節
鎖死。

- 進行整組伏地挺身的過程中，從肩膀到雙腳
要維持一直線，避免腰部與臀部塌陷或拱起。

技巧提點

- 做這個訓練動作之前，必須有能力完成一次
標準的懸吊伏地挺身。與普通的伏地挺身相
比，將雙腳懸吊在足環中進行伏地挺身，會
使負荷增加、難度升高，因為手臂會需要承
擔更高比例的體重，整個身體也會更不容易
維持平衡。

- 手肘完全伸直，達到伏地挺身動作的最高點
時，才能變換雙手的位置。

- 避免臀部因重力作用下垂，使下背承受過大
的壓力，增加脊椎受傷風險。進行每一下伏
地挺身時，腳踝、膝蓋、臀部和肩膀都要維
持一直線並與地面平行。

- 伏地挺身向下時，避免身體下降速度過快
或任由身體自由下墜。每當手臂變換到不
同的位置，都會改變伏地挺身的力學機制，
可能使每次伏地挺身的難度都不同。應盡
量穩住身體降下的過程，順暢接續向上推
升的動作。

動作8 倒立肩推

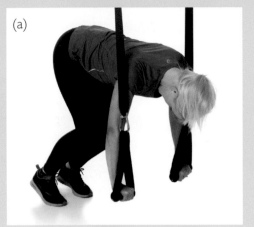

(a)

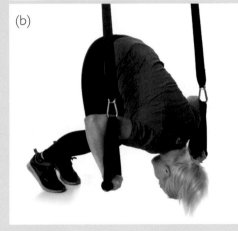

(b)

目標肌群：三角肌、三頭肌

技術等級：2

強度等級：2

挑戰等級：4

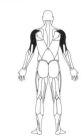

器材設置

訓練帶固定在上方錨點，兩條訓練帶長度相等，均調整為長長度。使用標準握把。

預備位置

雙腳以中立站姿站定在錨點正下方，雙膝打直、臀部彎曲使身體呈倒 V 字型。雙手握住握把，朝向地面伸直過頭。

快速指南

- 踮起腳尖將身體重心稍微向前移，使手臂承受足夠的負荷。
- 手肘及肩膀彎曲使身體朝地面下降，形成倒立肩推動作。
- 雙手上臂與雙耳平行時停止下降，然後將身體上推直至雙手伸直。

技巧提點

- 做肩推動作的過程中，身體必須維持倒 V 字型，且以腳尖為支點平衡身體。
- 雖然有一部分的體重仍會通過雙腳，但動作的難度取決於身體重心是否向前移至握住訓練帶的雙手。
- 整個肩推動作的過程中，都必須維持臀部完全屈曲、膝蓋伸展的狀態。身體向下降時，避免臀部脫離正確的屈曲位置，進而改變肩膀的負荷角度，導致原本應由三角肌承受的負荷，變成由胸肌承受。
- 手肘必須保持在上臂的正上方，進行倒立肩推時，也要小心穩住身體的下降過程，減少肩膀垮掉或兩側的訓練帶失控的風險。

動作9 寬握倒立肩推

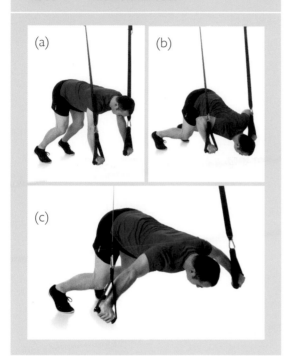

(a)

(b)

(c)

目標肌群：三角肌、三頭肌

技術等級：2

強度等級：3

挑戰等級：5

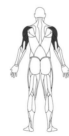

器材設置

訓練帶固定在上方錨點，兩條訓練帶長度相等，均調整為長長度。使用標準握把。

預備位置

雙腳以中立站姿站定在錨點正下方，雙膝打直、臀部彎曲使身體呈倒 V 字型。雙手握住握把，朝向地面伸直過頭。

快速指南

- 踮起腳尖將身體重心稍微移向前，使手臂承受足夠的負荷。
- 手肘及肩膀彎曲使身體朝地面下降，形成倒立肩推動作。
- 雙手上臂與雙耳平行時停止下降，然後將身體上推，直到雙手朝兩側呈 45 度。
- 穩穩完成每個動作然後重複進行。

技巧提點

- 整個肩推動作的過程中，身體都必須維持倒 V 字型，且以腳尖為支點平衡身體。
- 雖然有一部分的體重仍會通過雙腳，但動作的難度取決於身體重心是否向前移至握住訓練帶的雙手。與標準倒立肩推相比，寬握倒立肩推能夠承受的負荷可能較輕，重心不需要向前移那麼多。
- 整個肩推動作的過程中，都必須維持臀部完全屈曲、膝蓋伸展的狀態。身體向下降時，避免臀部脫離正確的屈曲位置，進而改變肩膀的負荷角度，導致原本應由三角肌承受的負荷，變成由胸肌承受。
- 做每一下寬握倒立肩推時，都要小心穩住身體，因為這個動作失誤並受傷的風險，比標準倒立肩推來得高。最好循序漸進，從比較窄的肩推角度起步，先慢慢提升肌力和技巧，再挑戰角度比較寬的肩推動作。

進階拉式運動

動作10 仰臥寬臂引體向上

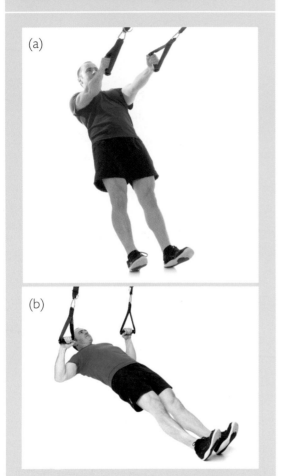

(a)

(b)

目標肌群：中斜方肌、
菱形肌、三角肌

技術等級：1

強度等級：3

挑戰等級：4

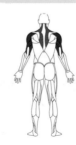

器材設置

訓練帶固定在上方錨點，兩條訓練帶長度相
等，均調整為短長度至中長度。使用標準握把。

預備位置

躺臥在錨點正下方，雙臂伸直握住握把將身體
抬起，此時全身只有腳跟接觸地面。

快速指南

- 兩手向外張，將身體上拉，使胸部朝錨點方
  向靠近。
- 將身體拉至最高點時，手肘向外張至與肩膀
  對齊，並將肩胛骨向內夾。
- 穩穩返回起始位置然後重複進行。
- 整個動作的過程中，從肩膀到雙腳要維持一
  直線，並以腳跟為支點平衡身體。

技巧提點

- 雖然實際上握住握把的是雙手，但想像向後
  拉的是手肘會有所幫助，將手肘向外張並收
  到身體後方。
- 挺起胸膛，將身體上拉使胸部朝錨點方向靠
  近，使肩膀在水平方向完全伸展開來。
- 身體下降時應該穩住，使回到起始位置的過
  程滑順流暢，而非彈來彈去、忽停忽動。
- 避免臀部朝地面下垂，因為這通常會在動作
  啟動時產生動能，而不是讓手臂和背部肌肉
  承擔所有負荷。

動作11　低位至高位直臂拉升

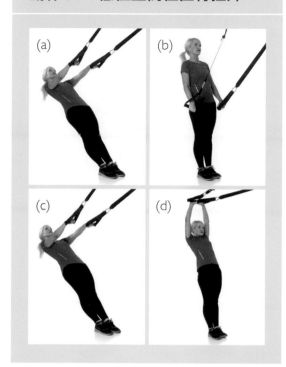

(a) (b) (c) (d)

目標肌群：背闊肌、三角肌
技術等級：3
強度等級：2
挑戰等級：5

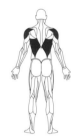

器材設置

訓練帶固定在上方錨點，兩條訓練帶長度相等，均調整為短長度至中長度。使用標準握把。

預備位置

面對懸吊器材，在距離錨點一小段距離的地方站定。雙手握住握把，身體向後仰使訓練帶呈緊繃狀態。

快速指南

- 快速將手臂向後、向下壓後伸直，直到靠近身體兩側。
- 立刻改變手臂運動方向，穩穩往回抬升。持續將手臂上舉，慢慢超過起始位置，並在頭頂上方呈伸直姿勢。
- 穩穩回到起始位置然後重複進行。
- 整個動作的過程中，從肩膀到雙腳要維持一直線，並以踝關節為支點或以腳跟支地擺動。動作進行時保持挺胸。

技巧提點

- 手臂上舉、下壓的過程中，手肘要保持伸展狀態，且雙臂一定要與肩同寬，確保整個直臂拉升動作的主要動作，是手臂下壓時的肩關節伸展動作，以及手臂上舉時的肩關節屈曲動作。
- 手臂下壓或上舉到底時不要停住，變換姿勢的過程應盡量平順、穩定。
- 避免臀部朝地面下垂，因為這通常會在動作啟動時產生動能，而不是讓手臂、肩膀和背部肌肉系統承擔所有負荷。
- 進行每一次直臂拉升動作時，腳踝、膝蓋、臀部和軀幹都要維持一直線，並以踝關節為支點或以腳跟支地擺動。

動作12　臀推至划船

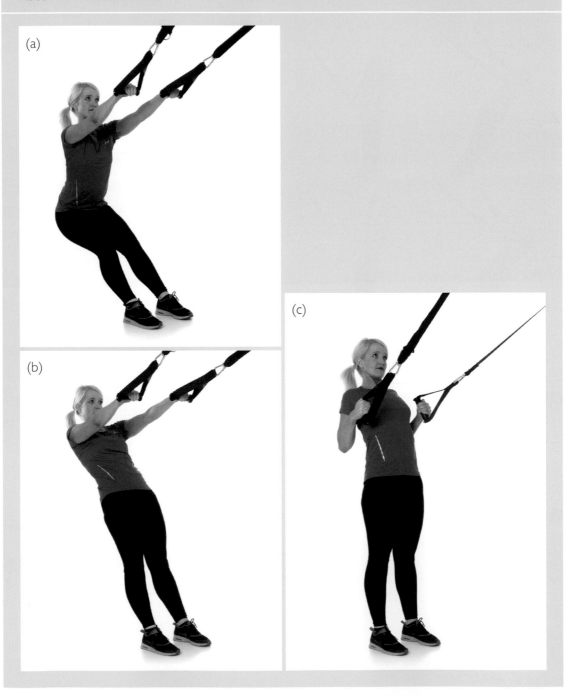

目標肌群：背闊肌、二頭肌、
　三角肌、大腿後肌
技術等級：2
強度等級：2
挑戰等級：4

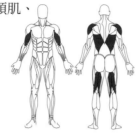

器材設置

訓練帶固定在上方錨點，兩條訓練帶長度相等，均調整為短長度至中長度。使用標準握把。

預備位置

面對懸吊器材，在距離錨點一小段距離的地方站定。伸直雙臂握住握把，使訓練帶呈緊繃狀態。

快速指南

- 臀部彎曲並朝地面下降，同時保持挺胸、膝蓋打直。

- 降至最低點時，猛力將臀部向前、向上頂，同時將手肘收至身後，緊貼身體兩側。
- 穩穩下降回到臀部彎曲、手臂伸直的低位。
- 脊椎和身體其他關節要維持一直線。

技巧提點

- 彎曲臀部下降至起始位置時，膝蓋一定要維持伸展狀態。比較容易的方式是不要以腳掌緊貼地面，改以腳跟支地擺動。肩膀和手臂應自然放鬆，慢慢使雙手在頭部上方伸直。
- 臀推和划船動作應同時進行。臀部猛力向上頂、肩膀向後收，使肩膀像一般在做划船動作時那樣屈曲。
- 將身體上拉達結束姿勢時，從腳踝到肩膀應成一直線，手肘收到身後並緊貼肋骨下緣。
- 拉升身體的動作應猛力進行，向下降的動作則應放慢，使身體穩穩回到起始位置，準備好隨時展開行下一次動作。

動作 13　臀推窄握划船伸臂

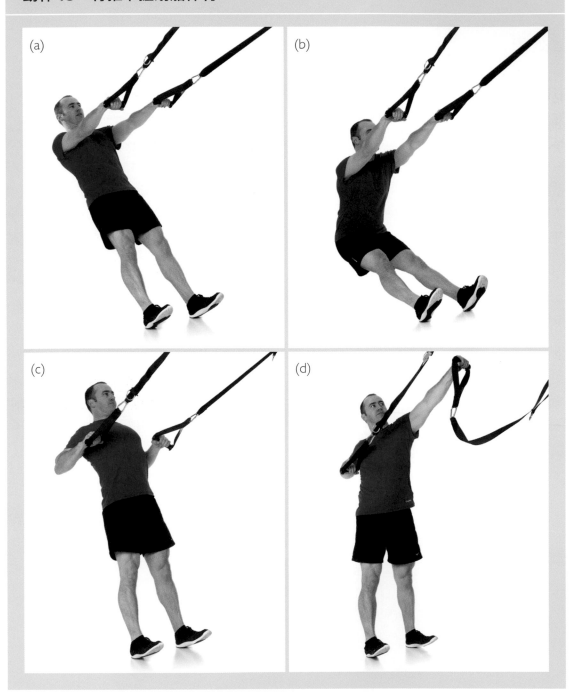

目標肌群：背闊肌、
　二頭肌、大腿後肌
技術等級：3
強度等級：2
挑戰等級：5

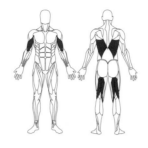

器材設置

訓練帶固定在上方錨點，兩條訓練帶長度相等，均調整為短長度至中長度。使用標準握把。

預備位置

面對懸吊器材，站在距離錨點一小段距離的地方，雙腳打開比肩膀略寬。握住握把雙臂伸直，使訓練帶呈緊繃狀態。

快速指南

- 臀部彎曲並朝地面下降，同時保持挺胸、膝蓋打直。
- 降至最低點時，猛力將臀部向前、向上頂，用一隻手握住握把將身體拉起，同時將這隻手的手肘用力收至身後，另一隻手則快速向前伸向上方的錨點。
- 隨著一隻手向錨點前伸，讓身體自然旋轉。
- 穩穩下降回到臀部彎曲、手臂伸直的低位，然後換另一隻手進行拉升並重複動作。
- 脊椎和身體其他關節要維持一直線。

技巧提點

- 彎曲臀部下降至起始位置時，膝蓋一定要維持伸展狀態。比較容易的方式是不要以腳掌緊貼地面，改以腳跟支地擺動。肩膀和手臂應自然放鬆，慢慢使雙手在頭部上方伸直。
- 臀推和划船動作應同時進行。臀部猛力向上頂、肩膀向後收，使肩膀像一般在做划船動作時那樣屈曲。將身體上拉的速度要夠快，才能產生足夠的動力讓另一隻手高高伸向錨點。但將身體向下降時，要抵抗重力作用穩住下降過程。
- 進行划船運動時，肩關節必須以伸展動作為主，確保絕大部分的負荷是由大塊的背闊肌承受。要達到這點，就要將手肘和手臂收向肋骨下緣和臀部，而不是將握把拉向肩膀。

動作14 低位拉升至三頭肌推

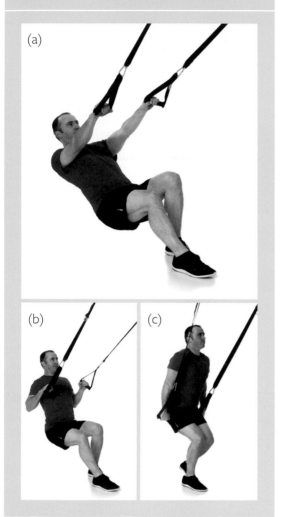

(a)

(b) (c)

目標肌群：背闊肌、
　二頭肌、三頭肌

技術等級：2

強度等級：3

挑戰等級：5

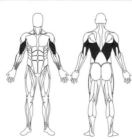

器材設置

訓練帶固定在上方錨點，兩條訓練帶長度相
等，均調整為中長度。使用標準握把。

預備位置

面對懸吊器材，在距離錨點30至45公分的地
方，雙腳一前一後錯開站定（分腿姿勢），分
別承擔一部分的體重。握住握把伸直雙臂，使
訓練帶呈緊繃狀態。

快速指南

- 脊椎保持打直，並將臀部後推呈半坐姿。
- 猛力將手肘收至身後，靠近身體兩側。
- 將臀部上頂後，立刻流暢地接續進行低位三
  頭肌伸展動作，手掌朝向身後。
- 使身體穩穩返回起始位置。

技巧提點

- 將肩膀向後拉的動作要快速、用力，才能產
  生足夠的動力，立刻流暢地接續三頭肌伸展
  動作。
- 將臀部上頂的伸展動作應算好時間，與三頭
  肌伸展動作無縫接軌，因為這將產生向上的
  動力，協助動作達到結束姿勢。
- 拉升身體的動作應該猛力進行，向下降的動
  作則應穩定、緩慢，準備好隨時展開下一次
  動作。

動作15　單臂寬握划船單腳深蹲

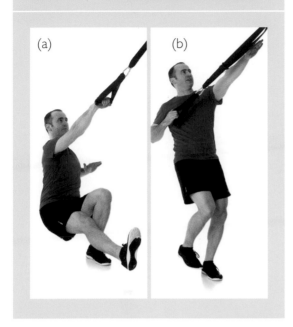

(a) (b)

目標肌群：背闊肌、臀肌、
　　二頭肌、股四頭肌
技術等級：3
強度等級：3
挑戰等級：6

器材設置
訓練帶固定在上方錨點，兩條訓練帶長度相
等，均調整為中長度。使用標準握把。

預備位置
以單腳站立，與這隻支撐腳相對的那隻手握住
一個握把，另一隻腳微舉在身前，身體向後仰
使訓練帶呈緊繃狀態。

快速指南
- 支撐腳的臀部和膝蓋彎曲，使身體向下降，
  形成單腳深蹲姿勢。
- 單腿使力將身體向上撐直到以單腿直立，同
  時單手拉扯訓練帶使手肘在接近肩膀高度向
  外、向後收，並將胸部向前挺出。
- 整個動作的過程中，空閒手與負荷手的動作
  方向皆相反，空閒腳則將膝蓋打直並微舉在
  身前。
- 使身體穩穩向下降，返回起始位置然後重複
  進行。

技巧提點
- 進行單腳深蹲的過程中，主導腳的膝蓋都要
  與腳拇趾和第二趾在同一個垂直面上，另一
  隻腳則伸直舉在身前。
- 以單腳站立並用另一側的手控制身體，勢必
  會使身體左搖右晃，必須承受住這股旋轉力
  並穩定身體，才能正確完成動作。
- 拉握把的那隻手在肩膀高度向後收時，另一
  隻手應在身前向前伸出，然後換邊進行。兩
  隻手以相反的方向做動作會使軀幹旋轉，有
  助於維持平衡。

進階深蹲運動

動作16　橫向深蹲跳

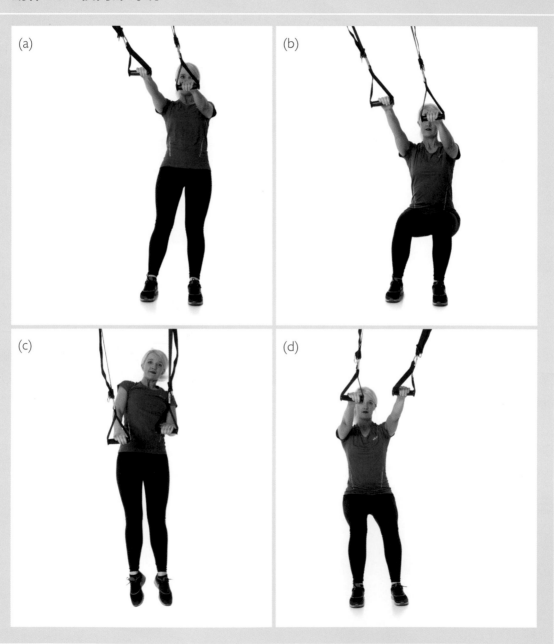

目標肌群：股四頭肌、
臀肌、小腿肌群

技術等級：1

強度等級：3

挑戰等級：4

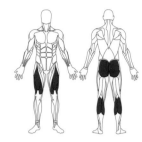

器材設置

訓練帶固定在上方錨點，兩條訓練帶長度相
等，均調整為短長度至中長度。使用標準握把。

預備位置

面對錨點，在距離錨點前方左側約45至60公
分的地方，以中立站姿站定。雙臂伸直握住握
把，身體向後仰使訓練帶呈緊繃狀態。

快速指南

- 臀部彎曲使身體快速向下降，同時彎曲膝蓋
  直至形成深蹲姿勢，此時膝蓋和臀部均接近
  直角。
- 兩腿猛力發勁使身體向上、向右彈升，躍起

離地後在空中橫移，然後用前腳掌輕巧落
地，返回深蹲姿勢。

- 落地後立刻重複橫向跳躍動作，這次從右側
  躍回左側。
- 做橫向深蹲跳時，手臂保持伸直，身體向後
  仰倚靠訓練帶，以維持身體平衡。
- 整個動作的過程中，保持挺胸並且將肩膀向
  後靠。

技巧提點

- 躍起的動力一定要夠強，在空中橫移的距離
  要夠遠。這個動作不求跳得高，但要跳得
  遠，目的是要進行一次強力的反向跳躍，使
  外側腳在額狀面上承擔更大的負荷。
- 身體向下降進入預備跳躍的姿勢時，應避免
  臀部太過屈曲，以至於身體到達整個動作的
  最低點時，脊椎的角度超過了脛骨的角度。
  但臀部稍微承擔一點額狀面的負荷，其實是
  最理想的狀況，這可能會凸顯身體左側和右
  側的技巧和運動能力差異。

動作17 橫狀面深蹲跳

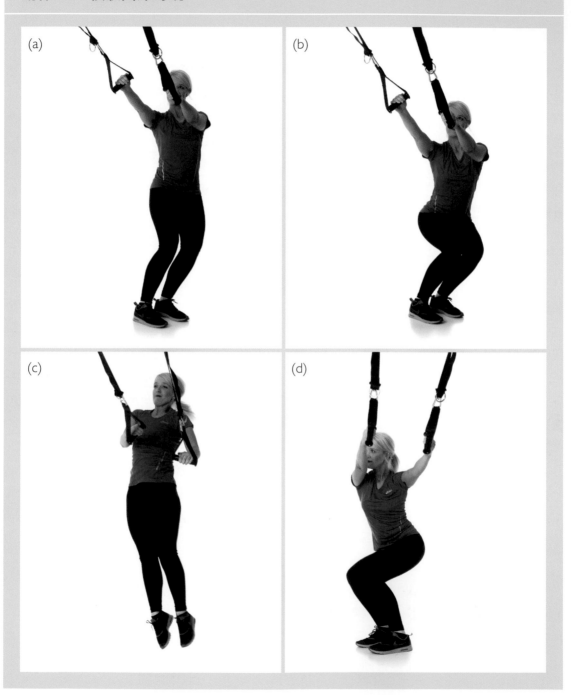

目標肌群：股四頭肌、
　臀肌、小腿肌群
技術等級：2
強度等級：3
挑戰等級：5

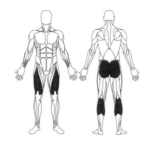

器材設置
訓練帶固定在上方錨點，兩條訓練帶長度相等，均調整為短長度至中長度。使用標準握把。

預備位置
在距離錨點前方左側約45至60公分的地方，以中立站姿站定。面向錨點以左45度到60度處，握住握把伸直雙臂，身體向後仰使訓練帶呈緊繃狀態。

快速指南
- 臀部彎曲使身體快速向下降，同時彎曲膝蓋直至形成深蹲姿勢，此時膝蓋和臀部均接近直角狀態。
- 兩腿猛力發勁使身體向上彈升並向右旋轉，躍起離地後在空中由左向右橫移，同時旋轉90度到120度，然後用前腳掌輕巧落地，身體面向錨點以右45度到60度處。
- 立刻重複橫狀面跳躍動作，這次從右側向左側旋轉。

- 進行橫狀面深蹲跳時，手臂要拉緊訓練帶維持緊繃狀態。如此一來，雙手的旋轉方向會與身體相反。
- 整個動作的過程中，保持挺胸並且將肩膀向後靠。

技巧提點
- 躍起的動力一定要夠強，在空中橫移的距離要夠遠、旋轉的程度要夠大。這個動作不求跳得高，但旋轉程度要夠大，目的是要進行一次強力的旋轉反向跳躍，使外側腳在橫狀面上承擔更大的負荷。
- 身體向下降進入預備跳躍的姿勢時，應避免臀部太過屈曲，以至於身體到達整個動作的最低點時，脊椎的角度超過了脛骨的角度。但臀部稍微承擔一點橫狀面的負荷，其實是最理想的狀況，因為臀部向內旋轉能很有效率地產生充足的動力。
- 應小心確保進行旋轉運動的部位是臀部，而不是腰椎。臀部運動能力不足時，可能會透過增加脊椎的旋轉來彌補，導致受傷風險升高。進行這個訓練動作之前，最好先做好充足的暖身運動和髖關節活動度訓練。

動作18　單腳深蹲跳

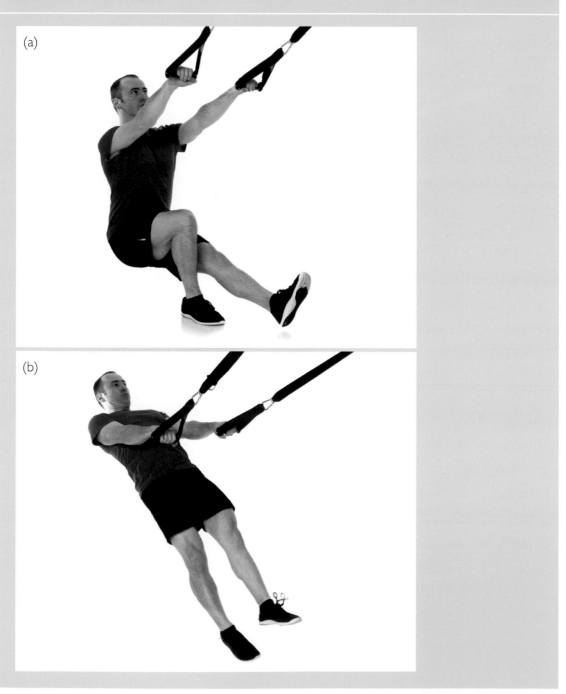

(a)

(b)

目標肌群：股四頭肌、
　臀肌、小腿肌群

技術等級：2

強度等級：4

挑戰等級：6

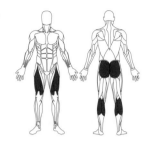

器材設置

訓練帶固定在上方錨點，均調整為短長度至中長度。使用標準握把。

預備位置

面對錨點，雙手抓住握把伸直，以單腳平衡站立，非支撐腳微舉在身前，身體稍向後仰使訓練帶呈緊繃狀態。

快速指南

- 支撐腳的臀部和膝蓋彎曲，使身體快速向下降，形成單腳深蹲姿勢。
- 進入深蹲姿勢準備跳躍時，將未承重的那隻腳舉在身前。
- 猛力向上蹬，使身體垂直躍離地面。身體上升時，跟隨腳可以下垂至跳躍腳旁邊。
- 以跳躍腳的前腳掌著地並穩定重心，然後重複進行。
- 握住握把伸直雙臂時，脊椎要保持打直，整個動作的過程都要使訓練帶呈緊繃狀態。

技巧提點

- 單腳深蹲跳不論是在下蹲準備跳躍的過程，還是落下著地時，都需要特別留心保持身體平衡。動作進行時一直拉緊訓練帶，有助於身體保持平衡。
- 進行深蹲跳的過程中，保持挺胸並確保脊椎維持一直線。
- 進行深蹲跳時能猛力一躍、跳出高度當然最好，但不應顧此失彼導致姿勢錯誤。尤其應避免膝蓋向側邊垮掉、或脊椎向前屈曲等代償動作。

動作19　額狀面單腳深蹲跳

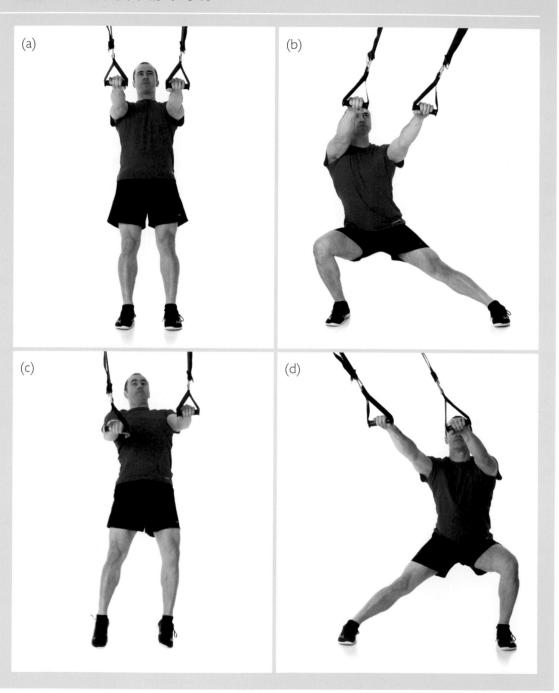

懸吊訓練進階動作

目標肌群：股四頭肌、臀肌、
　內收肌群、小腿肌群

技術等級：2

強度等級：4

挑戰等級：6

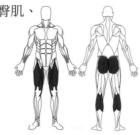

器材設置

訓練帶固定在上方錨點，均調整為短長度至中
長度。使用標準握把。

預備位置

單腳平衡站立在錨點左側，非站立腳微舉在身
前。握住握把伸直雙臂，身體稍向後仰使訓練
帶呈緊繃狀態。

快速指南

• 支撐腳的臀部和膝蓋彎曲，使身體快速向下
　降，形成單腳半深蹲姿勢。

• 進入深蹲姿勢準備跳躍時，將未承重的那隻
　腳舉在身前。

• 猛力向上蹬，使身體向上、向右平移。身體
　離地時，跟隨腳可以下垂至跳躍腳旁邊。

• 以主導腳的前腳掌著地並穩定重心，然後重

複進行動作，這次跳回左側。

• 握住握把伸直雙臂時，脊椎要保持打直，整
　個動作的過程都要使訓練帶呈緊繃狀態。

技巧提點

• 單腳深蹲跳不論是在下蹲準備跳躍的過程，
　還是落下著地時，都需要特別留心保持身體
　平衡。動作進行時一直拉緊訓練帶，有助於
　保持平衡。

• 進行深蹲跳的過程中，保持挺胸並確保脊椎
　維持一直線。

• 進行額狀面單腳深蹲跳時能猛力一躍、跳出
　高度當然最好，但不應顧此失彼，導致姿勢
　錯誤。尤其應避免膝蓋向側邊垮掉等代償動
　作，這在進行側向深蹲跳時特別容易發生。

• 一開始進行額狀面單腳深蹲跳時，每一次跳
　躍之間都要稍停一下穩住重心，但逐漸掌握
　動作要領後，可以嘗試每次跳躍之間不延遲
　的進階版本。進階版的要訣是藉助落地時向
　下的動量，順勢下蹲形成單腳深蹲姿勢，這
　麼一來就可以毫無延遲地猛力跳回。

• 注意：此動作需快速地連續彈跳，是高強
　度、高衝擊的訓練動作。

(a)
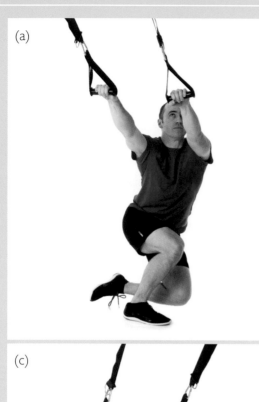

(b)
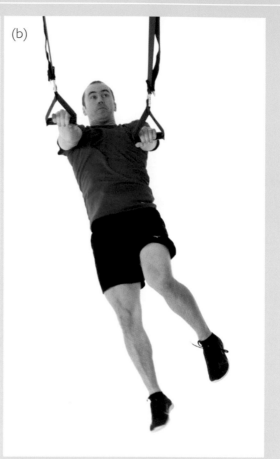

(c)
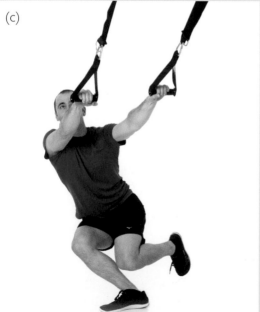

目標肌群：股四頭肌、臀肌、
　內收肌群、小腿肌群

技術等級：3

強度等級：4

挑戰等級：7

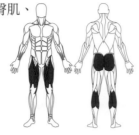

器材設置

訓練帶固定在上方錨點，均調整為短長度至
中長度。使用標準握把。

預備位置

雙手握住握把伸直雙臂，面向錨點以左45度
處，以單腳平衡站立，非站立腳微舉在身前，
身體稍向後仰使訓練帶呈緊繃狀態。

快速指南

- 支撐腳的臀部和膝蓋彎曲，使身體快速向
下降，形成單腳半深蹲姿勢。
- 進入深蹲姿勢準備跳躍時，將未承重的那
隻腳舉在身前。
- 猛力向上蹬使身體向上、向右平移，同時
旋轉約90度。身體離地時，跟隨腳可以下
垂至跳躍腳旁邊。
- 以主導腳的前腳掌著地並穩定重心，然後
重複進行動作，這次跳回左側，同時旋轉
90度。

- 握住握把伸直雙臂時，脊椎要保持打直，整
個動作的過程都要使訓練帶呈緊繃狀態。

技巧提點

- 單腳橫狀面深蹲跳不論是在下蹲準備跳躍的
過程，還是落下著地時，都需要特別留心保
持身體平衡。動作進行時一直拉緊訓練帶，
有助於保持平衡。
- 進行橫狀面深蹲跳的過程中，保持挺胸並確
保脊椎維持一直線。
- 進行橫狀面單腳深蹲跳時能猛力一躍、跳出
高度當然最好，但不應顧此失彼，導致姿勢
錯誤。尤其應避免膝蓋向側邊垮掉或錯誤旋
轉等代償動作，橫狀面單腳深蹲跳的旋轉特
性，使這些狀況更容易發生。
- 一開始進行橫狀面深蹲跳時，每一次跳躍之
間都要稍停一下穩住重心，但逐漸掌握動作
要領後，可以嘗試每次跳躍之間不延遲的進
階版本。進階版的要訣是藉助落地時向下的
動量，順勢下蹲形成單腳深蹲姿勢，這麼一
來就可以毫無延遲地猛力跳回。
- 注意：此動作需快速地連續彈跳，是高強
度、高衝擊的訓練動作。

動作21　懸吊弓箭步蹲多方向伸臂

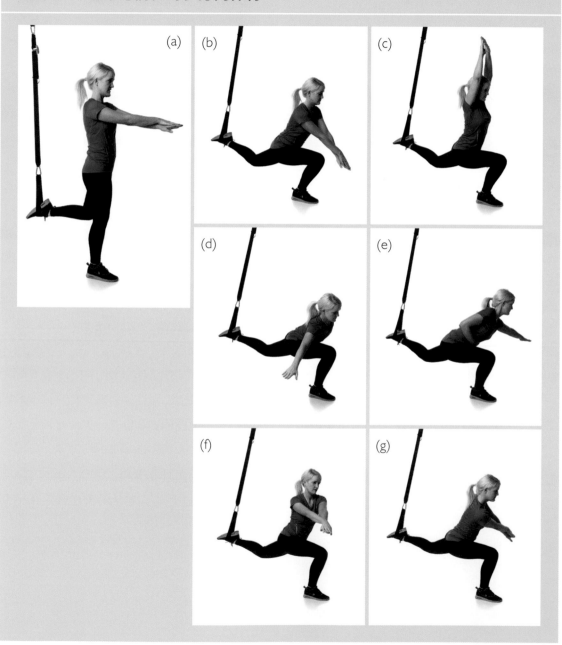

目標肌群：臀肌、股四頭肌、
　外展肌群、小腿肌群

技術等級：3

強度等級：2

挑戰等級：5

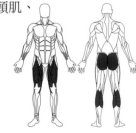

器材設置

一條訓練帶固定在上方錨點，調整為全長度。使用足環。

預備位置

背對錨點，在距離錨點前方約90公分的地方，一隻腳以中立站姿站定，另一隻腳腳底朝上套在訓練帶的足環中。

快速指南

- 身體向前移動，使套在足環中的後腳將訓練帶稍微向前帶。
- 支撐腳的膝蓋和臀部彎曲，使身體向下降形成深弓箭步蹲姿勢。
- 使身體上升返回起始位置。每次動作都加入不同的手臂前伸動作，做完一整組動作後，換腳重複進行。
- 進行每一下弓箭步蹲時，都將手臂伸向以下6個不同方位，增加前腳負荷並運用不同的肌群。
  - 雙手向下、向前伸
  - 雙手過頭向後伸
  - 單手向下、向外伸
  - 單手向下、向內伸
  - 雙手外旋前伸
  - 雙手內旋前伸

技巧提點

- 做這個動作時要維持平衡，對初學者來說可能是不小的挑戰，尤其是動作重複做了幾次後，使用到的肌肉會開始疲勞，越來越不容易保持關節穩定。應小心避免不慎摔倒，可在牆壁、椅子或其他東西附近做訓練，必要時可以扶住，以策安全。
- 不同的手臂前伸動作，會對控制腳踝、膝蓋和臀部的肌肉產生不同的負荷模式。向下向前伸、向下向內伸、外旋前伸，分別會在不同的運動平面上提升臀部肌肉的使用；而過頭向後伸、向下向外伸、內旋前伸，則用到較少的臀部肌肉，反而使用更多控制膝蓋和腳踝的肌肉。
- 進行前後向的弓箭步蹲手臂前伸時，前腳的膝蓋要與腳拇趾和第二趾在同一個垂直面上。相反地，側向和旋轉的弓箭步蹲手臂前伸動作，會改變身體承受負荷的模式，因此膝蓋不會與腳拇趾和第二趾在同一個垂直面上，而會負責抵抗通過身體的力量，協助維持平衡。
- 弓箭步蹲多方向伸臂動作，也可以在額狀面上進行。將跟隨腳套入足環中舉在身體側面，膝蓋伸展、將腳打直，然後將支撐腳蹲成弓箭步，並且進行相同的多方向手臂前伸動作。

動作22　懸吊弓箭步跳

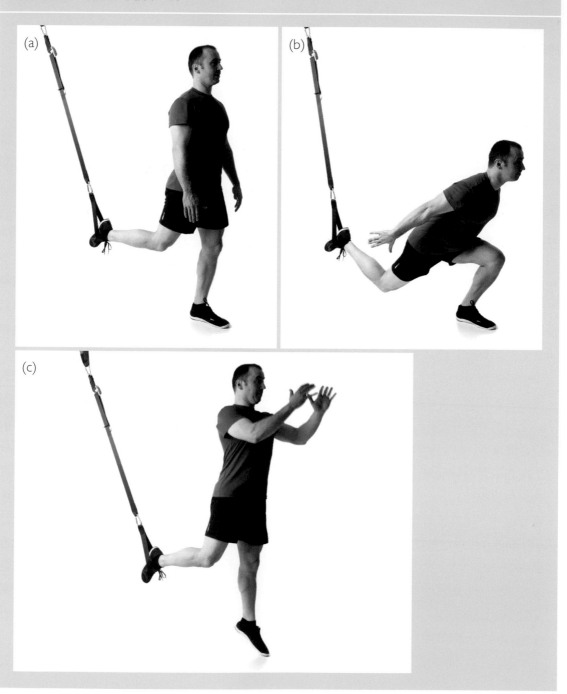

目標肌群：臀肌、
　股四頭肌、小腿肌群
技術等級：2
強度等級：4
挑戰等級：6

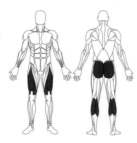

器材設置
一條訓練帶固定在上方錨點，調整為全長度。使用足環。

預備位置
背對錨點，在距離錨點前方約90公分的地方，一隻腳以中立站姿站定，另一隻腳腳底朝上套在訓練帶的足環中。

快速指南
- 身體向前移動，使套在足環中的後腳將訓練帶拉向斜上方。
- 支撐腳的膝蓋和臀部彎曲，使身體快速下降，關節和肌肉承受負荷形成半弓箭步蹲姿。
- 雙手朝下伸向背後，協助使肌肉承受負荷。

- 前腳猛力向上蹬，同時將雙手向上、向前帶，使身體垂直躍離地面。
- 用前腳掌著地並穩定重心，然後重複進行。

技巧提點
- 做這個動作時要維持平衡可能是不小的挑戰，尤其是每次落地時。除此之外，動作重複做了幾次後，使用到的肌肉會開始疲勞，越來越不容易保持關節穩定。可在牆壁、椅子或其他東西附近做訓練，必要時可以扶住，以策安全。
- 進行懸吊弓箭步跳時，可以容許臀部的彎曲程度大於腳踝。強大的臀部肌肉是產生向上動力的關鍵，但只要踝關節活動範圍許可，就應盡量用腳踝協助身體上躍。
- 算準時間使手臂向前或向後擺，會有很大的幫助，這能形成一種全身性的蓄力爆發模式，增加上躍的力量。
- 進行弓箭步跳時，不論是躍起還是落地，前腳的膝蓋都要與腳拇趾和第二趾在同一個垂直面上。

動作23　額狀面懸吊弓箭步跳

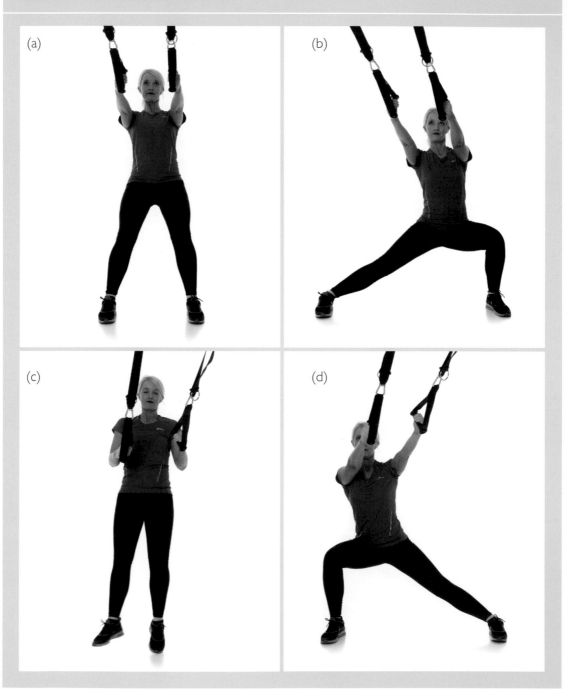

目標肌群：股四頭肌、
　　外展肌群、臀肌

技術等級：3
強度等級：3
挑戰等級：6

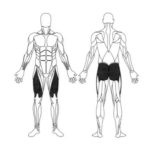

器材設置

訓練帶固定在上方錨點，均調整為中長度。使用標準握把。

預備位置

面對錨點站立，雙腳打開比肩膀略寬，身體重心移至左腳。雙手握住握把伸直，身體向後仰使訓練帶呈緊繃狀態。

快速指南

- 快速彎曲左腳的膝蓋和臀部，使身體向下降形成側向的弓箭步蹲。
- 左腳猛力發勁使身體向上、向右彈升，一個

快速的交叉步換到右側並輕巧落地，右腳彎曲呈弓箭步蹲。

- 整個動作的過程中脊椎要保持打直，並且雙腳交替下蹲、跳躍的過程中，也要確保膝蓋維持正確位置。

技巧提點

- 做弓箭步跳時身體會左右跳躍，每次跳躍的主導腳一定要是外側的那隻（例如左側的下蹲和跳躍階段都由左腳主導，反之亦然）。
- 每一次弓箭步跳都跳出一定高度是最理想的狀態，但最重要的目標應是左右來回跳躍時跳得夠遠。注重側向運動可以幫助臀部、膝蓋和腳踝增加額狀面上的負荷。
- 落地後可能需要暫時停止動作並穩定重心，才能繼續做下一次。逐漸掌握動作要領後，可以嘗試每次跳躍之間不延遲的進階版本，藉助落地時向下的動量，順勢將另一隻腳下蹲成弓箭步蹲，可以立刻進行下一次跳躍。

動作24　懸吊溜冰

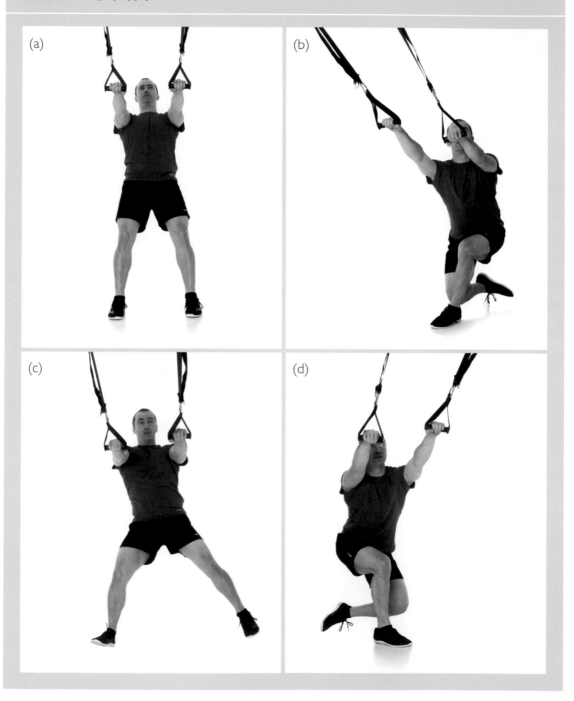

目標肌群：股四頭肌、
外展肌群、臀肌

技術等級：3

強度等級：4

挑戰等級：7

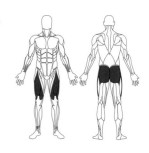

器材設置

訓練帶固定在上方錨點，均調整為中長度。使用標準握把。

預備位置

面對錨點站立，雙腳打開比肩膀略寬，身體重心移至左腳。雙手握住握把伸直，身體向後仰使訓練帶呈緊繃狀態。

快速指南

- 快速彎曲左腳膝蓋和臀部，使身體向下降形成弓箭步蹲，並將跟隨腳往後翹離地面。
- 左腳猛力發勁向右邊跳，在右側以右腳輕巧落地。

- 藉助落地的動量順勢將右腳下蹲，快速彎曲臀部和膝蓋，同時將跟隨腳抬離地面，然後猛力跳回左側。
- 交替進行側向的下蹲和跳躍動作時，膝蓋應盡量維持正確位置。
- 以左腳跳躍時，同時以握住訓練帶的右手將身體拉至右側，反向亦然。

技巧提點

- 每一次懸吊溜冰都跳出一定高度是最理想的狀態，但最重要的目標應是猛力進行左右兩邊的來回跳躍。注重側向運動可以幫助臀部、膝蓋和腳踝增加額狀面上的負荷。
- 這個訓練動作的目標應是毫無延遲地快速換腳跳躍。妥善運用身體另一側的手腳，在落地時穩住身體並稍作緩衝，並在下一次跳躍時提供助動力，能使動作更快速俐落。
- 應小心避免跟隨腳側向擺動的速度過快，導致落地時產生一股旋轉力，使關節承受錯誤的負荷並使膝蓋扭曲，增加受傷風險。

懸吊訓練進階動作

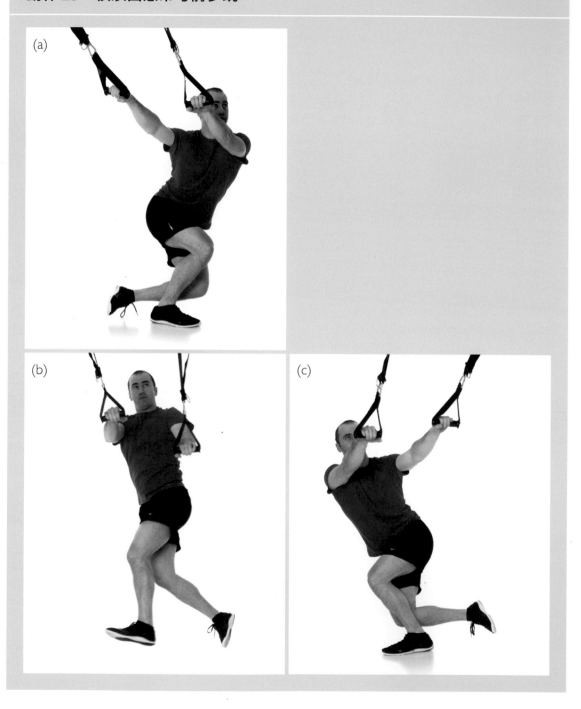

目標肌群：臀肌、小腿肌群、
股四頭肌、腹斜肌

技術等級：4

強度等級：3

挑戰等級：7

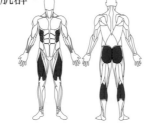

器材設置

訓練帶固定在上方錨點，均調整為中長度。使用標準握把。

預備位置

面對錨點以中立站姿站立。雙手握住握把伸直，身體向後仰使訓練帶呈緊繃狀態。

快速指南

- 將右腳跨過左腳，並向內轉90度踩在地上，左腳往後翹起離地。
- 快速彎曲右臀和右膝，呈旋轉弓箭步蹲姿。
- 右腳猛力發勁使身體向上、向右彈升，一個快速的交叉步換到右側並且輕巧落地，此時

左腳向內轉90度，成為旋轉弓箭步蹲的主導腳。

- 整個動作的過程中脊椎要保持打直，並且雙腳交替下蹲、跳躍的過程中，也要確保膝蓋與主導腳的腳掌維持在同一個垂直面上。

技巧提點

- 做弓箭步跳時身體會左右跳躍，每次跳躍的主導腳一定要是前方的那隻（例如左側的下蹲、跳躍階段都是由右腳主導，反之亦然）。
- 每一次弓箭步跳都跳出一定高度是最理想的狀態，但最重要的目標應是左右來回跳躍時跳得夠遠。注重旋轉運動可以幫助臀部和腹斜肌增加橫狀面上的負荷。
- 落地後可能需要暫時停止動作並穩定重心，才能繼續做下一次。逐漸掌握動作要領後，可以嘗試每次跳躍之間不延遲的進階版本，藉助落地時向下的動量，順勢將主導腳下蹲，可以立刻進行下一次跳躍。

動作26 前傾衝刺深蹲跳

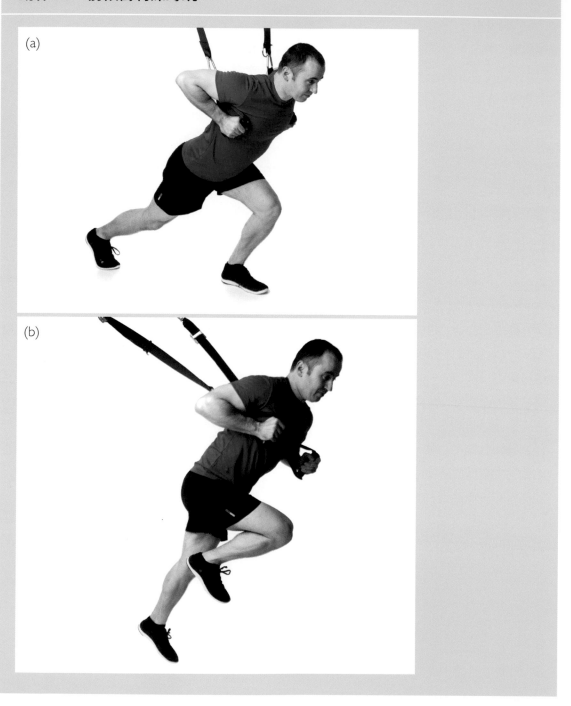

(a)

(b)

目標肌群：股四頭肌、
　　臀肌、臀肌
技術等級：2
強度等級：4
挑戰等級：6

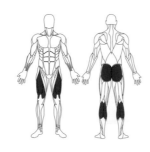

器材設置

訓練帶固定在上方錨點，均調整為中長度。使用標準握把。

預備位置

背對錨點呈深弓箭步蹲姿勢，身體前傾倚靠訓練帶。握住握把緊貼胸部兩側。

快速指南

- 在前的主導腳猛力發勁，使身體向前、向上彈升。
- 在後的跟隨腳同時向前帶，將膝蓋向前、向上舉至身前。

- 脊椎保持打直，身體維持前傾繃緊訓練帶，並將握把繼續握在胸部兩側，使身體拉著訓練帶向上劃出一道弧線。
- 讓身體盪回地面輕巧落地，並穩穩降下身體，同時將跟隨腳收回身後站定，並彎曲主導腳的臀部和膝蓋，回到起始位置。
- 做完一整組動作後，主導腳換腳重複進行。

技巧提點

- 這個訓練動作的前傾姿勢，會增加主導腳腳踝和膝蓋周圍的肌肉負荷，臀部肌肉的負荷則相對較少。
- 這個訓練動作的主要目標，是以前傾衝刺動作用力帶動身體，並且盡可能跳到最高點。
- 落地後可能需要暫時停止動作並穩定重心，才能繼續做下一次。逐漸掌握動作要領後，可以嘗試每次跳躍之間不延遲的進階版本，藉助落地時向下的動量，順勢將主導腳下蹲，可以立刻進行下一次跳躍。

進階核心運動

動作27　懸吊鋸子運動

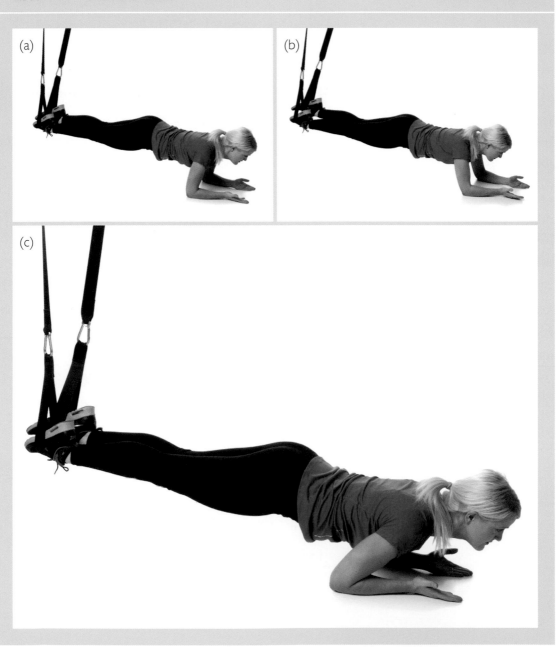

目標肌群：腹肌、髂腰肌

技術等級：1

強度等級：3

挑戰等級：4

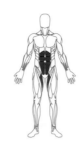

器材設置

訓練帶固定在上方錨點，均調整為長長度。使用足環。

預備位置

雙腳套在足環中，面朝下呈趴臥姿勢，以手肘及前臂撐地。

快速指南

- 臀部抬離地面，直到與肩膀和套在足環中的雙腳形成一直線，脊椎維持正確位置。
- 挺起臀部持續與身體維持一直線，同時使身體向前平移來到固定在地的雙手上方，然後再將身體向後推回，使雙手超過頭頂。
- 想像自己是一把鋸子，重複進行這個來回搖擺的動作。

- 做完一整組動作後，將臀部和軀幹向下降到地面，讓身體休息。

技巧提點

- 做這個訓練動作時，使腳踝、膝蓋、臀部、脊椎和肩膀維持一直線，且盡量保持穩定。雙眼直視地面，而頭部也應面朝同一方向，避免抬頭向上張望導致頸部伸展。
- 鋸子運動的前後擺動應單單以手臂出力，且肩關節和肘關節應是唯二移動的關節，身體其他部位應保持穩定。
- 鋸子運動的前後擺動會產生鐘擺效應，因此訓練強度遠比標準的懸吊棒式運動還高。
- 隨著核心肌群開始疲勞，身體會試圖返回最好施力、最輕鬆的姿勢，而這個姿勢通常不太理想。應避免骨盆前傾導致下背下凹、背部中間過度彎曲或臀部過度翹起，以及將骨盆轉向身側或臀部錯誤傾斜。
- 如果無法將脊椎維持在正確位置，就應停止訓練。

動作28　懸吊超人運動

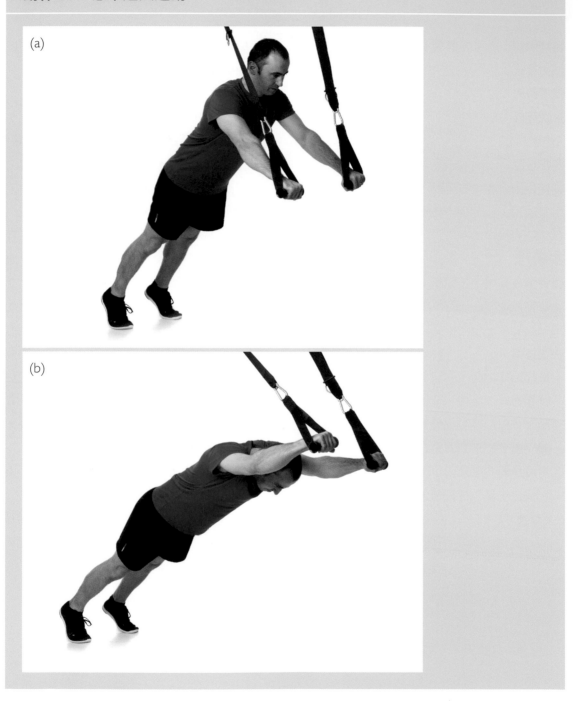

(a)

(b)

目標肌群：腹肌、髂腰肌、
　　背闊肌

技術等級：1

強度等級：3

挑戰等級：4

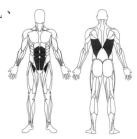

器材設置

訓練帶固定在上方錨點，均調整為短長度至中
長度。使用標準握把。

預備位置

以中立站姿在錨點正下方站定，手背朝上將握
把握在臀部前方些許距離之處。

快速指南

- 身體前傾用訓練帶支撐體重，使身體穩穩向
  下降，直到雙手直直高舉過頭。
- 身體打直，如果力量足夠，盡量使腳踝到雙
  手形成一條直線。
- 雙手向下壓並收向臀部，協助身體返回站立
  姿勢。

技巧提點

- 做這個訓練動作時，使腳踝、膝蓋、臀部、
  脊椎和肩膀維持一直線，且盡量保持穩定。
  雙眼直視前方，而頭部也應面朝同一方向，
  避免抬頭向上張望導致頸部伸展。
- 這個訓練動作中唯一應該移動的關節只有肩
  關節，在身體向下降時屈曲使手臂上舉，然
  後再下壓使身體升回。
- 肩膀為了控制手臂完成這個訓練動作，承擔
  很大的壓力，且身體越是下降壓力就越大。
  雖然這個訓練動作的目標是使身體形成一直
  線，但對部分人來說可能是強人所難，動作
  不能超過每個人肩關節活動範圍的極限。
- 隨著核心肌群開始疲勞，身體會試圖返回最
  好施力、最輕鬆的姿勢，而這個姿勢通常不
  太理想。應避免骨盆前傾導致下背下凹、背
  部中間過度彎曲或臀部過度翹起，以及將骨
  盆轉向身側或臀部錯誤傾斜。
- 如果無法將脊椎維持在正確位置，就應停止
  訓練。

動作29 懸吊手臂行走棒式運動

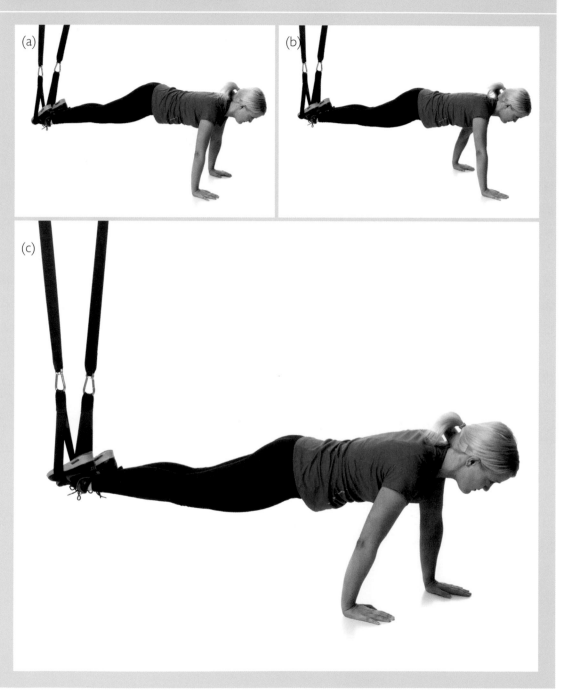

(a)

(b)

(c)

目標肌群：腹肌、髂腰肌、
　三角肌

技術等級：2

強度等級：3

挑戰等級：5

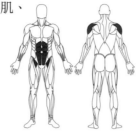

器材設置

訓練帶固定在上方錨點，均調整為長長度。使用足環。

預備位置

雙腳套在足環中，面朝下呈趴臥姿勢，以手肘及前臂撐地。

快速指南

- 將臀部抬離地面，然後用手掌將身體撐起，雙手打直、手肘鎖死。臀部、肩膀和套在足環中的雙腳維持一直線，脊椎維持正確位置。

- 臀部持續與身體維持一直線，同時雙手輪流向前步行幾步，將訓練帶向前帶，接著雙手再往回步行至起始位置。

- 做完一整組動作後，將臀部和軀幹向下降到地面，讓身體休息。

技巧提點

- 做棒式運動時，使腳踝、膝蓋、臀部、脊椎和肩膀維持一直線，且盡量保持穩定。雙眼直視地面，而頭部也應面朝同一方向，避免抬頭向上張望導致頸部伸展。

- 每隻手輪流抬起向前步行時，身體沒有手臂支撐的那一側，就會因重力的拉扯產生一股旋轉力，需要以核心肌群抵抗並穩住身體，才能維持脊椎打直。

- 手臂向前步行得越遠，鐘擺效應的影響就越大，使訓練強度提高。可以依自身能力逐步增加手臂行走的距離。

- 隨著核心肌群開始疲勞，身體會試圖返回最好施力、最輕鬆的姿勢，而這個姿勢通常不太理想。應避免骨盆前傾導致下背下凹、背部中間過度彎曲或臀部過度翹起，以及將骨盆轉向身側或臀部錯誤傾斜。

- 如果無法將脊椎維持在正確位置，就應停止訓練。

動作30　懸吊棒式運動旋轉伸臂

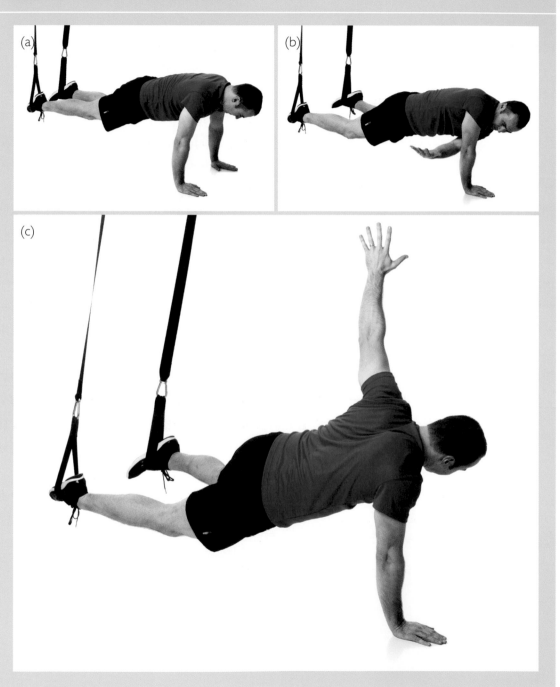

目標肌群：腹肌、髂腰肌、腹斜肌

技術等級：3

強度等級：2

挑戰等級：5

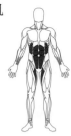

器材設置

訓練帶固定在上方錨點，均調整為長長度。使用足環。

預備位置

雙腳套在足環中面朝下呈趴臥姿勢，以手肘及前臂撐地。

快速指南

- 將臀部抬離地面，然後用手掌將身體撐起，雙手打直、手肘鎖死。臀部、肩膀和套在足環中的雙腳維持一直線，脊椎維持正確位置。
- 雙腳張開維持比肩膀略寬，協助穩住身體抵抗旋轉力。
- 臀部持續與身體維持一直線，同時抬起一隻手從身體下方伸向身體另一側，使身體轉向該側。
- 從身體下方收回伸出的那隻手，緩緩向外伸

至身體上方，使身體轉向另一側。
- 伸出的手返回身體下方撐住地板，然後換手進行相同的兩個伸臂動作。
- 做完一整組動作後，將臀部和軀幹向下降到地面，讓身體休息。

技巧提點

- 做旋轉伸臂的過程中，使腳踝、膝蓋、臀部、脊椎和肩膀維持一直線，且盡量保持穩定。伸臂穿過身體下方以及伸臂至身體上方時，眼睛都應望向手掌，並使頭部跟著轉動。
- 每隻手抬起進行旋轉伸臂動作時，身體沒有手臂支撐的那一側，就會因重力拉扯產生一股向下的旋轉力，需要以核心肌群抵抗並穩住身體，才能維持脊椎打直。動作過程中脊椎勢必會轉動，但仍應避免脊椎過度伸展。
- 隨著核心肌群開始疲勞，身體會試圖返回最好施力、最輕鬆的姿勢，而這個姿勢通常不太理想。應避免骨盆前傾導致下背下凹、背部中間過度彎曲或臀部過度翹起，以及將骨盆轉向身側或臀部錯誤傾斜。
- 如果無法將脊椎維持在正確位置，就應停止訓練。

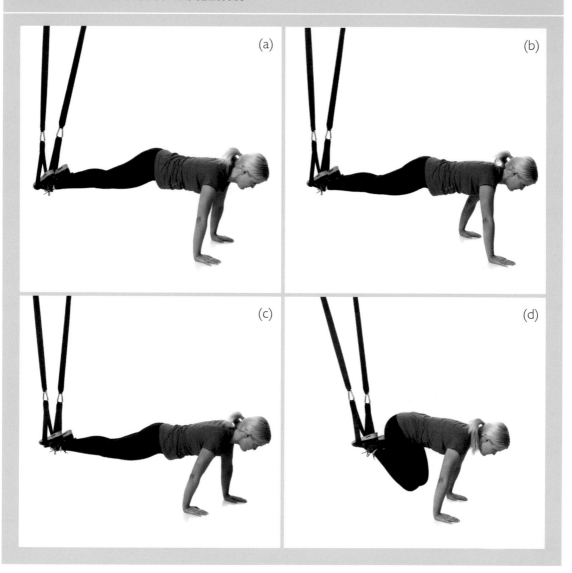

懸吊訓練進階動作

目標肌群：腹肌、髂腰肌、
　三角肌
技術等級：3
強度等級：3
挑戰等級：6

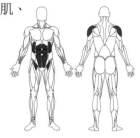

器材設置

訓練帶固定在上方錨點，均調整為長長度。使用足環。

預備位置

雙腳套在足環中面朝下呈趴臥姿勢，以手肘及前臂撐地。

快速指南

- 將臀部抬離地面，雙手撐地將身體撐起，使身體在撐地的雙手和套在足環中的雙腳之間成一直線。
- 臀部和背部持續維持一直線，同時雙手輪流向前步行幾步，將訓練帶向前帶。
- 彎曲臀部和膝蓋，使雙腿經過身體下方抬向胸前。

- 將膝蓋抬向身體下方，試著將骨盆維持在下。訓練帶會以錨點為支點向上、向前劃出弧線使身體稍微升高，產生抬升的力量。
- 穩穩伸展臀部和膝蓋，使雙腿回到身體後方，然後手臂往回步行至起始位置。

技巧提點

- 做手臂行走屈體抬膝時，整個軀幹和肩關節都要花很大的力氣穩定身體，同時還要控制腿部的移動，並維持從肩膀到手臂的穩定。
- 訓練帶繞著固定的錨點劃出弧線，因此膝蓋收向身體時，訓練帶會使套在足環裡的雙腳升高。手臂行走屈體抬膝的過程中所產生的這個抬升力量，可能會大到難以克服，多多少少會使骨盆和背部上抬。
- 儘管身體勢必會上抬，這個訓練動作的目標仍是將膝蓋上抬至身體下方，使臀部屈曲超過90度，若能屈曲至120度左右最為理想。
- 手臂向前步行的距離越遠，鐘擺效應的影響就越大，使訓練強度提高。可以依自身能力逐步增加手臂行走的距離。

動作32　懸吊屈體抬膝轉體

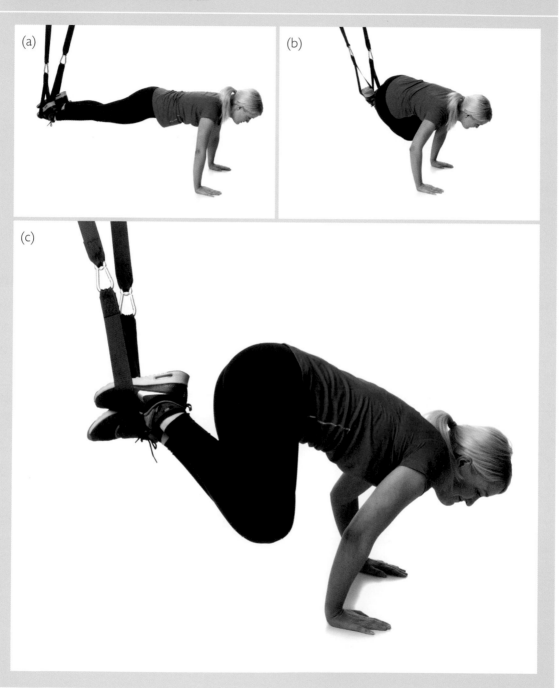

目標肌群：腹肌、髂腰肌、
　三角肌、腹斜肌

技術等級：3

強度等級：3

挑戰等級：6

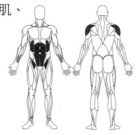

器材設置

訓練帶固定在上方錨點，均調整為長長度。使用足環。

預備位置

雙腳套在足環中面朝下呈趴臥姿勢，以手肘及前臂撐地。

快速指南

- 將臀部抬離地面，雙手撐地將身體撐起，使身體在撐地的雙手和套在足環中的雙腳之間成一直線。
- 彎曲臀部和膝蓋，使雙腿經過身體下方抬向胸前。
- 臀部彎曲超過 90 度時，膝蓋應保持併攏並

繼續向前、向外抬，偏向身體的一側使身軀扭轉。

- 整個動作的過程中，骨盆和肩膀應維持差不多的高度。
- 穩穩伸展臀部和膝蓋，使雙腿回到身體後方。進行下一次動作時，將雙膝伸向身體另一側。

技巧提點

- 做屈體抬膝轉體時，整個軀幹和肩關節都需要花很大的力氣穩定身體，同時還要控制腿部的移動。
- 訓練帶繞著固定的錨點劃出弧線，因此膝蓋收向身體時，訓練帶會稍微使套在足環裡的雙腳升高。
- 如果能力許可，將膝蓋上抬使臀部屈曲超過 90 度，若能屈曲至 120 度左右最為理想。
- 將雙膝抬向身側會導致脊椎旋轉，使用到腹斜肌抵抗重力並穩定動作過程。向兩側旋轉 30 度到 40 度左右最為理想。

動作33　懸吊倒V屈體

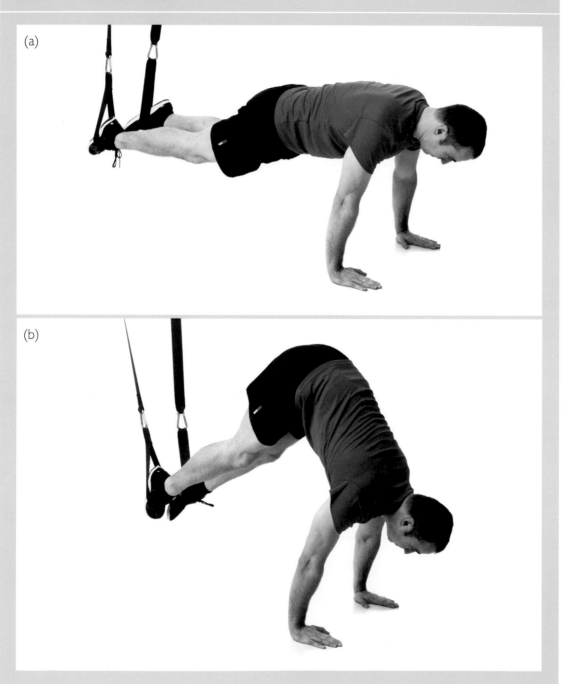

(a)

(b)

目標肌群：腹肌、髂腰肌、三角肌

技術等級：3

強度等級：3

挑戰等級：6

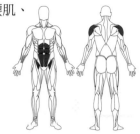

器材設置

訓練帶固定在上方錨點，均調整為長長度。使用足環。

預備位置

雙腳套在足環中面朝下呈趴臥姿勢，以手肘及前臂撐地。

快速指南

• 將臀部抬離地面，雙手撐地將身體撐起，使身體在撐地的雙手和套在足環中的雙腳之間成一直線。

• 膝蓋打直並將臀部上提，全身僅臀部彎曲使身體呈倒 V 字型。

• 身體會高於雙手和肩膀，處於整個動作的最高點，所以肩膀必須穩穩撐住身體，並鎖死呈倒立肩推姿勢。

• 使臀部穩穩降下，與身體重回一直線且與地面平行。

技巧提點

• 做倒 V 屈體時，整個軀幹和肩關節都需要花很大的力氣，尤其臀部越是往上提，肩關節就要承擔越大的負荷。

• 臀部屈曲時會將訓練帶向前帶，產生鐘擺效應對雙腿造成拉力。髂腰肌和腹肌必須抵抗這股拉力穩住身體。

• 訓練帶繞著固定的錨點劃出弧線，因此身體達到倒 V 姿勢時，訓練帶會稍微使套在足環裡的雙腳升高，而雙腳些微抬升會進一步將重心移往肩膀。

動作34　反向棒式交替抬腿

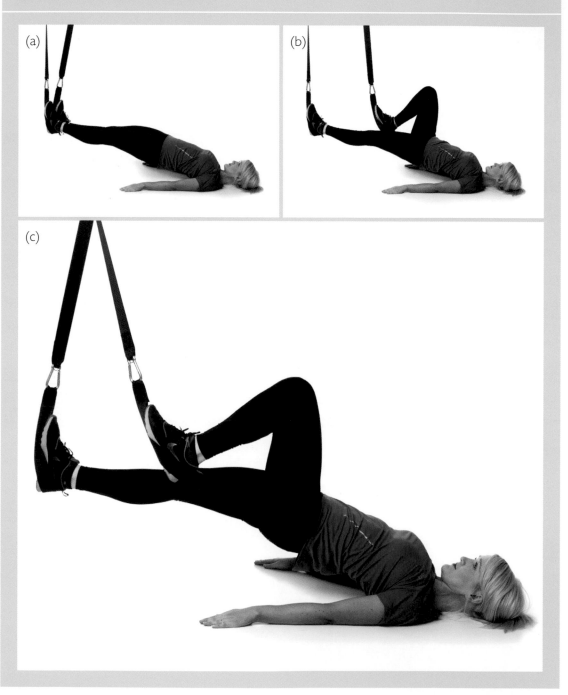

目標肌群：股四頭肌、臀肌、豎脊肌

技術等級：2

強度等級：3

挑戰等級：5

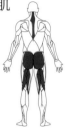

器材設置

訓練帶固定在上方錨點，均調整為長長度。使用足環。

預備位置

雙腳腳跟套在足環中，面朝上呈仰臥姿勢，肩胛骨貼地，臀部抬起與雙腳和肩膀成一直線。

快速指南

- 彎曲左側膝蓋和臀部，將左腳和訓練帶向回收，直到左腳接近臀部。
- 穩穩將左腳伸回原位，同時彎曲右側膝蓋和臀部，開始將右腳收向臀部。
- 兩腳交替進行。

- 整個動作的過程中，保持骨盆離地、肩膀撐地使腿部伸直時，身體成一直線。

技巧提點

- 做這個訓練動作時，臀部會彎曲使人腿後肌的一端伸長，膝蓋也會同時彎曲使大腿後肌的另一端縮短。而抵抗重力牽引的，正是大腿後肌靠近膝關節那一端的肌肉收縮，動作過程中感受到的負荷也是來自於此。
- 臀部伸展至定位且固定不動時，專心使骨盆與身體維持一直線並非難事。但交替抬腿時，任一側的臀部在任一時間點上都正在屈曲或伸展，很容易忽略身體是否成一直線，骨盆和下背一不注意就會下垂。將撐地的雙手置於背部中間的正下方，可能會有所幫助，如果進行動作時背部下垂碰到手背，就能及早知道身體沒有維持一直線，趕緊將骨盆抬回正確位置。

動作35　反向棒式大腿後肌拉抬

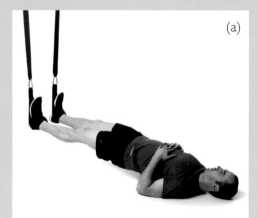

(a)

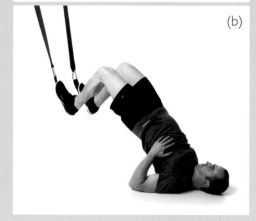

(b)

目標肌群：大腿後肌、臀肌、
　豎脊肌

技術等級：2

強度等級：4

挑戰等級：6

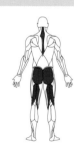

器材設置

訓練帶固定在上方錨點，均調整為長長度。使用足環。

預備位置

雙腳腳跟套在足環中，面朝上呈仰臥姿勢，肩胛骨貼地，臀部抬起與雙腳和肩膀成一直線。

快速指南

- 全身僅膝蓋彎曲，將訓練帶往前帶直到雙膝呈90度。
- 整個動作的過程保持臀部抬高，維持伸展並鎖定的狀態。
- 雙手橫置於胸前最理想，但如果難以維持平衡，也可以將雙手貼在身體兩側的地面上。
- 雙腿拉抬的動作應快速進行，向下降回的動作則應放慢，使身體穩穩回到起始位置。

技巧提點

- 做這個訓練動作時，從臀部到肩膀應呈反向棒式運動姿勢，並保持鎖定，全身上下唯一的動作只有膝蓋屈曲和伸展。
- 膝蓋屈曲時，體重負荷和鐘擺拉力都會增加，雙重影響之下會產生強大的抗力，主要由大腿後側肌群承擔。

懸吊伸展動作
SUSPEND AND STRETCH

不論進行何種訓練計畫，事後的柔軟度訓練都至關緊要。我們早已知道，激烈運動時肌肉組織會收縮變短，變得比運動前更緊繃。雖然這只是短暫的狀態，通常休息個幾天就會恢復原狀，但是如果在運動後做伸展運動及柔軟度訓練，就能使肌肉組織更快恢復至運動前的長度。

運動後伸展的目的，和運動前的活動度訓練其實天差地遠，但許多人往往忽視兩者之間的差異。很少有人在運動前後都做伸展的，你一定認識完全不做伸展運動的人，許多人則只在運動前或運動後做一組，但這樣其實遠遠不夠。運動前做活動度訓練的目的是要暖身，活化並伸長原本處於休息狀態的肌肉組織，使肌肉準備好進行訓練。反之，運動後進行伸展訓練的目的，則是要將運動過後縮短的肌肉組織拉回原本的長度、使肌肉降溫、減緩肌肉緊繃的感覺，並使身體脫離運動時的壓力反應模式，進入比較放鬆的狀態，以協助肌肉恢復。

讓我們從解剖學和生理學的角度，更深入地一窺其中奧祕吧。肌肉組織布滿了密密麻麻的微血管，微血管的功用是確保足夠的血液和氧氣輸送至肌肉的每一個角落，供肌肉細胞生成能量。越是有效率地將血液輸送至肌肉，肌肉細胞就有越充足的氧氣生成有氧能量。而提升心率並維持運動狀態，有助於血管和微血管擴張，使血液更順暢地流入運動中的肌肉部位。相反地，做靜態伸展運動時（也就是做一些使關節達到活動度邊界以伸展肌肉的動作），很明顯對促進並維持血液輸送至肌肉沒有太大的幫助。話雖如此，其實完成主要訓練並開始做緩和運動時，已不再需要確保大量血液持續輸送至肌肉，所以此時做一些靜態的伸展動作，是很適合的選擇。

除了密密麻麻的血管之外，肌肉還有錯綜複雜的神經系統，負責控管肌肉的收縮範圍、收縮力道以及收縮速度。肌肉中有一個微小的控制中心稱為肌梭，能協助神經系統控管肌肉

的活動。肌梭與肌纖維相連，是非常敏感的本體感受器，能針對接收到的刺激迅速做出反應，協助神經系統控制肌肉收縮。

　　肌肉的總體長度變化、變長變短的速率都會刺激肌梭。肌肉越長、伸長或縮短的速率越快，肌梭就會發出越多神經訊號，反之亦然。這有點像教堂裡的老式銅鐘，將鐘繩拉得遠、拉得快，銅鐘就會響得大聲，鐘繩來回敲響銅鐘的頻率也會比較高。肌梭就像是神經系統中的警鐘，在需要的時候響起，通知中樞神經系統趕緊做出反應。肌梭受到刺激後發出的神經訊號，會使牽連的肌肉組織收縮，因此肌梭受到越大的刺激，所導致肌肉收縮程度也會越大。上述關於肌梭如何運作的知識，對柔軟度訓練進行的方式影響甚鉅。

　　這些年來，已普遍不再以靜態伸展動作當作暖身。事實上，有些研究結果甚至指出，運動前進行靜態伸展反而會提升受傷風險。現在專家大都建議暖身時做動態的活動度訓練，也就是有節奏、大幅度地活動關節和肌肉，一開始將動作維持在較小的活動範圍，速度也不宜太快，然後才循序漸進，逐步增加活動範圍和動作速度。用這樣的方式暖身，有助於提供重要刺激活化肌梭，改善肌肉收縮的過程，準備好迎接後續的訓練。等正式訓練內容完成之後，才是靜態伸展上場的好時機。

　　進行靜態伸展的最初 8 到 10 秒，增加關節活動度的方式，是使肌肉或肌群進入牽張狀態，而這會使肌梭受到牽拉，進而引發肌肉收

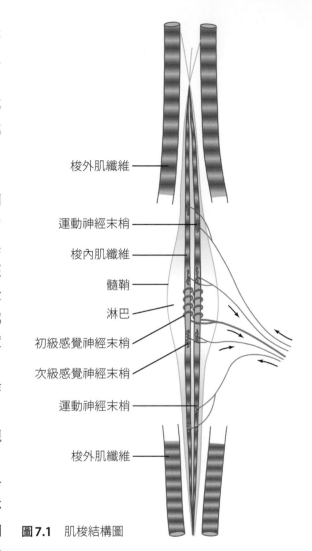

梭外肌纖維

運動神經末梢

梭內肌纖維

髓鞘

淋巴

初級感覺神經末梢

次級感覺神經末梢

運動神經末梢

梭外肌纖維

圖 7.1　肌梭結構圖

縮。這樣的反應就是「牽張反射」。伸展某個身體部位的頭幾秒感受到的肌肉張力，正是肌梭受刺激所導致。但在伸展動作的最初 10 秒左右，肌肉不會伸長，反而會收縮，這就是為什麼一般的伸展運動教學，都建議靜態伸展動作應維持 20 至 30 秒。如果將靜態伸展動作維

持得這麼久，牽張反射現象就會自動適應這個新情況。肌梭維持拉長且靜止的狀態一小段時間後，肌梭活動就會降低，原本收縮緊繃的肌肉就會慢慢放鬆，靜態伸展動作大約維持15到20秒後，收縮甚至會完全停止。肌肉停止收縮後就能慢慢拉長，終於從伸展運動受益。簡而言之，肌梭會適應新的肌肉長度，有點像是根據肌肉伸長之後的狀態重新校準。明白這個重要的生理學觀念後，我們可以替靜態伸展運動歸納出兩條至關緊要的原則：

- 靜態伸展動作必須維持足夠的時間，使肌梭適應肌肉的新狀態並停止激發肌肉收縮，否則無法達成拉長肌肉的目標。
- 靜態伸展動作如果持續時間夠長，確實能成功達成拉長肌肉組織的目的，但也會抑制牽張反射，改變肌肉長度，導致肌肉收縮的程度降低。

根據以上兩條原則，我們可以很有信心地推斷，暖身時進行靜態伸展運動成效不彰，甚至有害無益。因為暖身後即將進行的各項訓練動作，一定會使肌肉迅速改變長度，而靜態伸展運動卻會抑制肌梭功能，降低因肌肉長度變化導致的肌肉收縮程度。我們也可以從這兩條原則看出，靜態伸展非常適合在運動結束後進行，有效恢復肌肉組織的長度，只是不可敷衍了事匆忙帶過，一定要肯花時間正確進行，每

個伸展動作都要維持20到30秒。每個動作伸展20到30秒是標準程序，但有些長年來總是非常緊繃的頑固肌肉，可能必須伸展更長的時間，才能抑制牽張反射，開始拉長肌肉組織。伸展非常緊繃的肌肉時，要密切注意牽張反射什麼時候開始作用，然後耐心等待肌肉漸漸放鬆。等你感覺到肌肉不再緊繃，就知道肌肉因靜態伸展動作而伸長了。

如果你的肌肉非常緊繃，進行兩到三個階段的靜態伸展運動，就能夠大幅改善，拉長處於休息狀態的肌肉。你可以依照以下的步驟進行：

- 做一個伸展動作並維持20到30秒，或等到牽張反射減弱，感覺到肌肉稍微拉長。
- 繼續伸展，更進一步拉長目標肌肉，直到再度引起牽張反射。
- 維持新姿勢約20到30秒，或等到牽張反射減弱，感覺到肌肉稍微拉長。
- 如有需要可再重複一次。

總而言之，暖身運動應以動態活動度訓練為主，而靜態伸展則是完成訓練後效用絕佳的緩和運動。本章精選多項靜態伸展動作供你選用，組成整套訓練計畫中的緩和運動環節。雖然絕大多數肌肉都不需要任何器具就能充分伸展開來，但善用懸吊健身訓練帶仍能錦上添花，協助你有效進行靜態伸展運動。

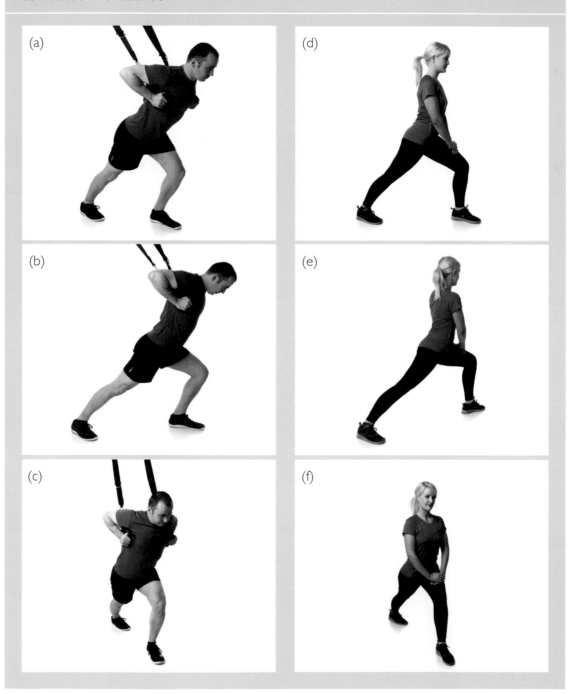

器材設置

訓練帶固定在上方錨點，均調整為短長度。使用標準握把。

快速指南

- 背對錨點，使訓練帶穿過腋下，並握住握把緊貼胸部兩側。身體前傾使訓練帶呈緊繃狀態。
- 大跨步分腿站立，後腳膝蓋打直、腳跟踩地，並用前腳和訓練帶支撐體重。
- 前腳進行弓箭步蹲，使後腳腳踝形成更尖的銳角，小腿肌群開始伸展。維持動作，直到牽張反射減弱。

- 變換弓箭步蹲的方向，從不同的角度進行伸展，前腳蹲向後腳的內側與外側方向。

無懸吊器材時的替代動作

- 大跨步分腿站立，後腳膝蓋打直、腳跟踩地，並用前腳支撐體重，雙手倚靠牆壁之類的物體。
- 前腳進行弓箭步蹲，使後腳腳踝形成更尖的銳角，小腿肌群開始伸展。維持動作，直到牽張反射減弱。
- 變換弓箭步蹲的方向，從不同的角度進行伸展，前腳蹲向後腳的內側與外側方向。

懸吊伸展動作

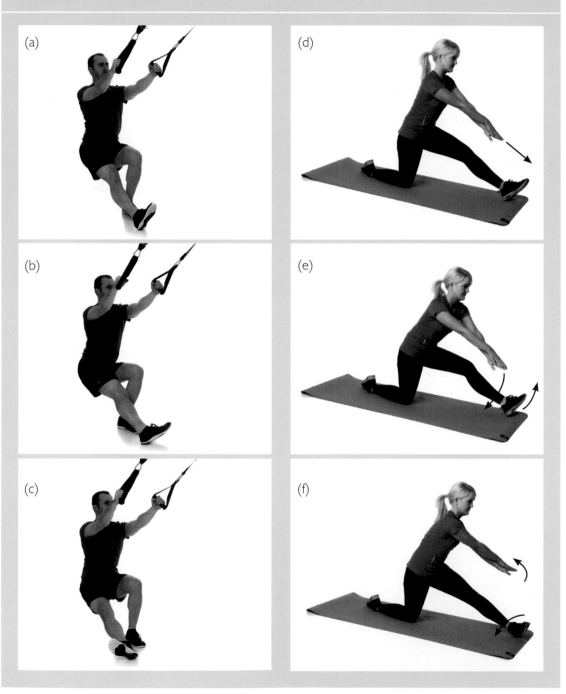

(a) (b) (c) (d) (e) (f)

器材設置

訓練帶固定在上方錨點，均調整為短長度。使用標準握把。

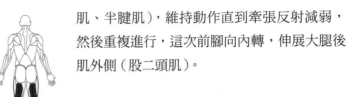

快速指南

- 面對錨點並握住握把，身體向後仰使訓練帶呈緊繃狀態。
- 分腿站立，後腳彎曲支撐體重，前腳膝蓋打直、腳跟觸地、腳尖懸空。
- 雙腳緩步向後走，遠離握把，臀部屈曲使身體向前，拉長前腳的大腿後肌，整個動作的過程中一直拉緊訓練帶。
- 維持動作，直到牽張反射減弱。

將前腳向外轉，特別伸展大腿後肌內側（半膜肌、半腱肌），維持動作直到牽張反射減弱，然後重複進行，這次前腳向內轉，伸展大腿後肌外側（股二頭肌）。

無懸吊器材時的替代動作

- 一隻腳膝蓋著地，另一隻腳在身體前方伸直，膝關節不鎖死，腳跟觸地、腳尖懸空。
- 臀部稍向後收，雙手手臂向前伸向前腳，開始伸展肌肉。
- 維持動作，直到牽張反射減弱。
- 將前腳向外轉，特別伸展大腿後肌內側（半膜肌、半腱肌），維持動作直到牽張反射減弱然後重複進行，這次前腳向內轉，伸展大腿後肌外側（股二頭肌）。

伸展肌群：內收肌群

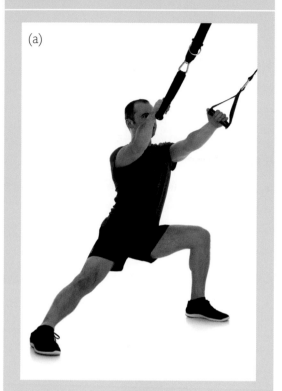

(a)

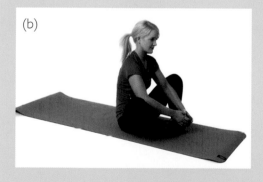

(b)

器材設置

訓練帶固定在上方錨點，均調整為短長度。使用標準握把。

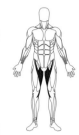

快速指南

- 面對錨點並握住握把，身體向後仰使訓練帶呈緊繃狀態。
- 向外側跨一大步並下蹲形成弓箭步，以外側彎曲的那隻腳支撐體重，內側腳的膝蓋打直、腳底踩地。
- 更進一步下蹲，伸展內側腳的內收肌，整個動作的過程中一直拉緊訓練帶，協助支撐身體重量。
- 維持動作，直到內收肌的牽張反射減弱。

無懸吊器材時的替代動作

- 坐在地上，兩腳腳底相對，膝蓋向外垂向兩側地板
- 用雙手將雙腳內收靠近骨盆，並用兩手手肘將膝蓋朝地面下壓，開始進行伸展。
- 維持動作，直到內收肌的牽張反射減弱。

伸展肌群：臀肌

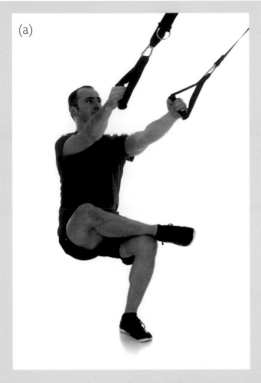

(a)

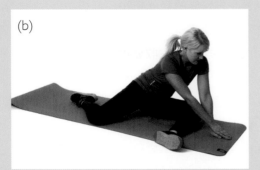

(b)

器材設置

訓練帶固定在上方錨點，均調整
為短長度。使用標準握把。

快速指南

- 面對錨點並握住握把，身體向
  後仰使訓練帶呈緊繃狀態。
- 以單腳站立，並且將另一隻腳跨上支撐腳的
  膝蓋。
- 身體下降形成單腳深蹲姿勢，並用訓練帶支
  撐體重。
- 讓跨起的那隻腳自然向外垂向側邊。
- 臀部向後、向下帶，感受牽張反射在臀肌中
  開始作用。
- 維持動作，直到臀肌的牽張反射減弱。

無懸吊器材時的替代動作

- 坐在地上，一隻腳在身體前方，以膝蓋外側
  貼地，膝關節形成直角。
- 另一隻腳置於身側，以膝蓋內側貼地，膝關
  節形成直角。
- 手臂伸向身體正前方並碰觸地面，感受牽張
  反射在臀肌中開始作用。
- 維持動作，直到臀肌的牽張反射減弱。

伸展肌群：髂腰肌或髖屈肌

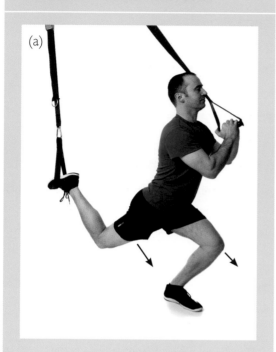

(a)

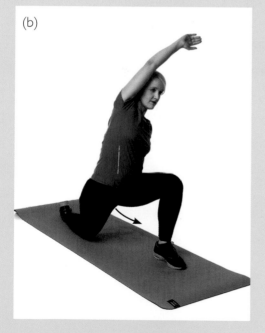

(b)

器材設置

訓練帶固定在上方錨點，均調整為長長度。使用一個足環和一個握把。

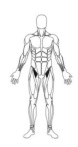

快速指南

- 背對錨點，一隻腳套入長訓練帶的足環中，握住另一個握把，使訓練帶從肩膀上方繞至身前。
- 緩步向前，使套入足環的那隻腳留在身後。
- 下蹲形成弓箭步姿勢，並將臀部向前推，伸展後腳的髂腰肌。
- 動作的過程中一直拉緊兩條訓練帶，協助身體保持平衡。
- 維持動作，直到髂腰肌的牽張反射減弱。

無懸吊器材時的替代動作

- 單膝跪下形成分腿跪姿弓箭步，然後將臀部向前推，使後腳的髂腰肌開始伸展。
- 將與伸展腳（後腳）同一側的手臂高舉過頭，伸向身體另一側，同時維持髖部向前推的伸展姿勢。
- 維持動作，直到髂腰肌的牽張反射減弱。

伸展肌群：腹肌

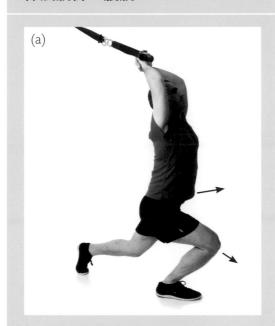

(a)

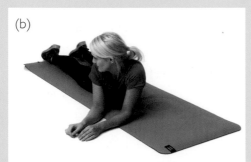

(b)

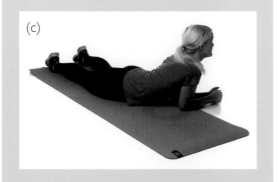

(c)

器材設置

訓練帶固定在上方錨點，均調整為短長度。使用標準握把。

快速指南

- 背對錨點，將握把握在頭頂上方，身體前傾使訓練帶稍微呈緊繃狀態。
- 以小步分腿姿勢站立，並緩步向前，將雙手更進一步帶向身後並使脊椎伸展。應小心避免造成下背疼痛或不適。
- 臀部應保持屈曲，不應伸展到髂腰肌。
- 手臂持續高舉，前腳向身體外側延伸，使脊椎向外側屈曲，進而使牽張反射在腹肌其中一側開始作用。
- 維持動作，直到腹肌的牽張反射減弱，然後換腳、換邊重複進行。

無懸吊器材時的替代動作

- 面朝下趴臥，然後以手肘撐地將身體撐起，並抬頭向上望以拉長腹肌。
- 如果這樣伸展的強度不夠，改以雙掌撐地，並確保臀部緊貼地面。
- 使手肘或雙掌一步步繞向身側，並維持動作以伸展身體另一側的腹肌。
- 維持動作，直到腹肌的牽張反射減弱，然後將雙手轉到身體另一側重複進行。

伸展肌群：豎脊肌

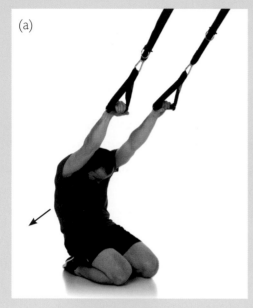

(a)

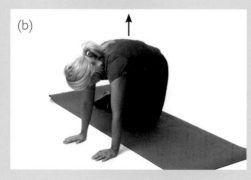

(b)

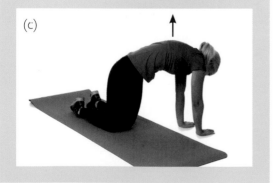

(c)

器材設置

訓練帶固定在上方錨點，均調整為中長度。使用標準握把。

快速指南

- 面對錨點跪在地上，雙手握住握把，緩步向後使訓練帶呈緊繃狀態。
- 將跪姿向下坐到底，使臀部緊貼雙腳，拱起背部並推向身後，同時將下巴縮向胸部。
- 維持動作，直到豎脊肌的牽張反射減弱。

無懸吊器材時的替代動作

- 四肢跪地使身體猶如一個盒子。
- 背部拱起，將背部的中心點向上推向天花板，並將下巴縮向胸部。
- 雙手一步步繞向身側，並維持背部拱起，使豎脊肌的一側感到緊繃。
- 維持動作，直到豎脊肌的牽張反射減弱，然後將雙手一步步繞向身體另一側，並且重複進行。

伸展肌群：背闊肌

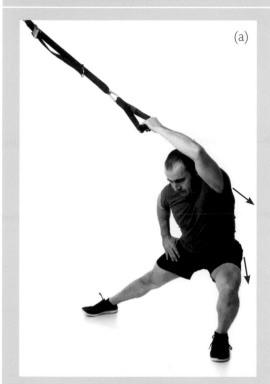

(a)

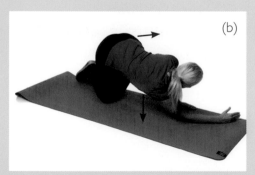

(b)

器材設置

訓練帶固定在上方錨點，均調整
為短長度。使用標準握把。

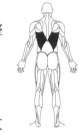

快速指南

- 面向錨點側邊45度處，握住其
  中一個握把。
- 雙腳打開比肩膀寬，同時將握著握把的手高
  舉過頭並伸向錨點。
- 緩步向外走，直到訓練帶稍微緊繃，然後朝
  遠離錨點的方向跨一大步，並下蹲形成弓箭
  步，更進一步將手臂帶向身體另一側，引發
  牽張反射。
- 維持動作，直到背闊肌的牽張反射減弱。

無懸吊器材時的替代動作

- 四肢跪地使身體猶如一個盒子。
- 一隻手臂完全伸直並伸向身體前方，手臂外
  側貼地、拇指朝上。
- 將伸出的手臂伸向身體另一側，並使肩膀垂
  向地面開始伸展。
- 維持動作，直到背闊肌的牽張反射減弱，然
  後換邊重複進行。

伸展肌群：中斜方肌、菱形肌

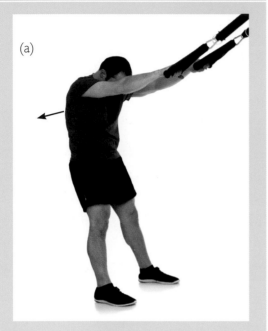

(a)

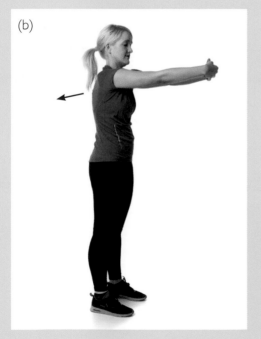

(b)

器材設置

訓練帶固定在上方錨點，均調整為短長度。使用標準握把。

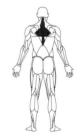

快速指南

- 面對錨點並握住握把，身體向後仰使訓練帶稍微緊繃。
- 分腿站立，藉此控制肌肉承受的張力，確保不會不斷增加。
- 更確實地向後仰，讓肩膀自然向前彎曲形成圓肩，並將下巴縮向胸部，伸展中斜方肌和菱形肌。
- 維持動作，直到目標肌群的牽張反射減弱。

無懸吊器材時的替代動作

- 雙手十指緊扣往胸前舉，與肩膀高度一致，並伸向身體前方。
- 將手肘向外推、肩膀向前推，並將下巴縮向胸部，伸展中斜方肌和菱形肌。
- 維持動作，直到目標肌群的牽張反射減弱。

伸展肌群：胸肌

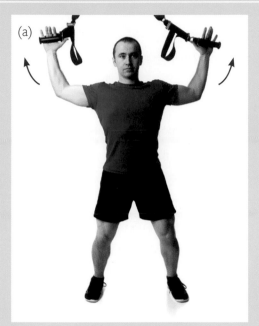

(a)

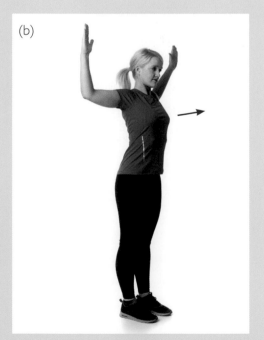

(b)

器材設置

訓練帶固定在上方錨點，均調整為短長度。使用標準握把。

快速指南

- 背對錨點，手肘在身體兩側形成直角，使雙手高舉過頭，將握把握在上方。
- 分腿站立，並緩步向前，使訓練帶稍微緊繃。
- 稍微下蹲形成半弓箭步蹲，使高舉的雙手受訓練帶牽引至身體後方，使牽張反射在胸肌開始作用。
- 維持動作，直到目標肌群的牽張反射減弱，然後換手進行。

無懸吊器材時的替代動作

- 將一隻手臂高舉並靠在牆壁或其他物體上，使手肘形成直角，前臂完全貼緊物體。
- 將身體轉離高舉的手臂，視線掠過另一側肩膀的上方，使牽張反射在胸肌開始作用。
- 維持動作，直到目標肌群的牽張反射減弱，然後換手進行。

伸展肌群：後三角肌

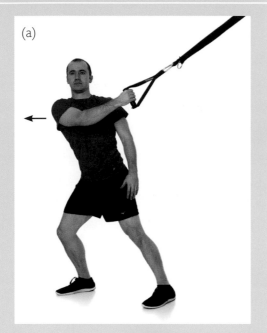

(a)

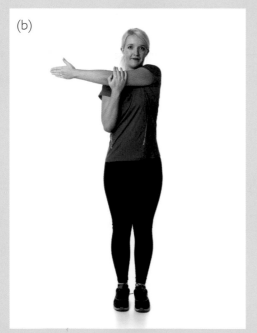

(b)

器材設置

訓練帶固定在上方錨點，均調整為短長度。使用標準握把。

快速指南

- 側對錨點呈90度，一隻手橫過身體前方將握把握在肩膀高度。
- 雙腳打開比肩膀寬，外側腳向外稍微下蹲形成半弓箭步，使訓練帶更緊繃，並將手臂緊緊帶向身體另一側，使肩膀後側開始伸展。
- 維持動作，直到後三角肌的牽張反射減弱。

無懸吊器材時的替代動作

- 將一隻手臂橫過身體前方，並且維持在肩膀高度。
- 用空閒的手抓住欲伸展的手臂，並向內壓向身體，引發牽張反射。
- 維持動作，直到後三角肌的牽張反射減弱，然後換邊重複進行。

伸展肌群：肱二頭肌

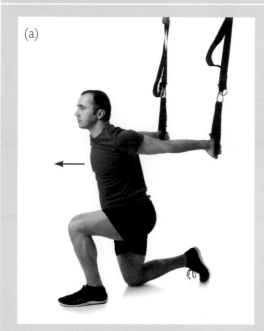

(a)

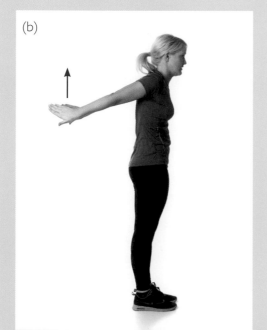

(b)

器材設置

訓練帶固定在上方錨點，均調整為短長度。使用標準握把。

快速指南

- 背對錨點，手掌朝下將握把握在身後腰部的高度，向前走使得訓練帶稍微緊繃。
- 雙膝跪地緩步向前，使手臂舉至身體正後方。
- 如果這樣還沒感覺到肌肉緊繃，就跪坐到底使臀部緊貼後腳，並將胸部向前、向上推。
- 維持動作，直到二頭肌的牽張反射減弱。

無懸吊器材時的替代動作

- 將一隻手直直伸向身後，使手指關節約在肩膀高度接觸牆壁，大拇指朝下。
- 將手維持在相同的位置，身體下降，開始伸展二頭肌。
- 維持動作，直到二頭肌的牽張反射減弱，然後換手進行。

伸展肌群：肱三頭肌

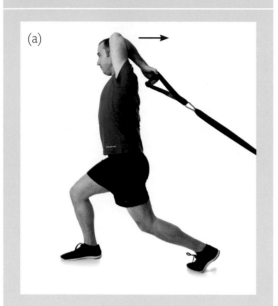

(a)

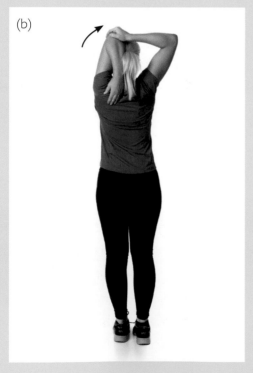

(b)

器材設置

一條訓練帶固定在極下方錨點，調整為中長度。使用標準握把。

快速指南

- 背對錨點分腿站立，身體向下蹲形成半弓箭步，單手將握把握在頭部後方，手肘盡量屈曲。
- 整個動作的過程中，應持續使握把貼近肩膀與肩胛骨。
- 從半弓箭步蹲姿勢站起，使訓練帶更緊繃，將握把向下拉，進而伸展三頭肌。
- 維持動作，直到三頭肌的牽張反射減弱，然後下蹲回到半弓箭步姿勢，然後換手、換邊重複進行。

無懸吊器材時的替代動作

- 將一隻手高舉過頭，然後手肘彎曲使手掌向內收至肩後，緊貼肩胛骨。
- 舉起另一隻手抓住這隻指向上的手肘
- 輕輕將這隻手肘拉向身體另一側，想像將手肘拉至頭部後方。
- 整個動作的過程中，伸展的那隻手的手掌都應一直緊貼肩胛骨。
- 維持動作，直到三頭肌的牽張反射減弱，然後換手進行。

設計你自己的訓練計畫
PROGRAMME DESIGN

8

我們已經在前幾個章節中，分別介紹了活動度訓練、主要訓練動作和伸展動作，只待從中挑揀出適當的食材，就能炒出一道道色香味俱全的好菜——設計出步驟順暢、成效卓絕的長期訓練計畫。

想必大家都有這種經驗：我們偶爾會將生活中遇到的人分門別類，藉以找到自己的定位、構築自我認同，並與志趣相投的同路人往來。其中一個很簡單的分類方式，就是將人們分成「運籌帷幄型」和「著手進行型」兩類。習慣袖子一捲就著手進行的這一類人，可能會覺得慢慢擬定長期的健身計畫實在太過麻煩，認為是多此一舉甚至是拖泥帶水。他們早已興致勃勃，迫不及待要埋頭苦練，早點達成訓練目標，不受紙上談兵的過程耽誤。相較之下，善於運籌帷幄的人在計畫階段大概會如魚得水，他們會如沐春風地學習如何設計訓練計畫、追蹤健身進度，以及如何制定健身目標。這類人會將擬訂計畫的過程視為達成目標的必

經之路。

上述兩類人各有所長，都有值得學習之處。著手進行型的人必須了解，未經仔細規劃就倉促投入新的健身訓練計畫，訓練過程可能出錯，導致訓練效果大打折扣，反而拖慢了達成健身目標的速度。說來諷刺，正所謂「欲速則不達」，著手進行型的人當初正是因為想盡快達成訓練目標，才心急如焚地埋頭苦練。運籌帷幄型的人雖然有能力擬定考慮周詳的健身計畫，但不管計畫再怎麼明確，這類人可能仍無力按部就班地執行。這可能是因為他們的動力太早消耗殆盡，還來不及見到原定計畫應有的成效，就已舉手投降。

催促健身的人發憤圖強、埋頭苦練的那股衝勁，時而攀上高峰、時而跌落低谷，常常無法持之以恆。其實著手進行型的人不需完全掌握健身計畫這門學問的所有竅門和細節，只要跟著本章的腳步走，學會幾個重要的關鍵，就能擬定出有益的訓練計畫（就算只是短期計

畫也沒關係），協助你效率十足地達成自己設定的目標。運籌帷幄型的人則需點燃心中的火苗，願意及早踏出第一步，並找到發自內心的動力去執行計畫，而且要有毅力貫徹始終。唯

有堅持夠久才見得到成效，達成自己起初設定的目標。有效的訓練計畫加上堅毅恆定的執行力，再搭配合理分配、循序漸進的訓練進度，將協助你更快、更正確地達成預設目標。

圖8.1 訓練計畫範本

暖身運動				
訓練動作	速度／每分鐘轉速	坡度／阻力等級	持續時間	備註
心肺適能訓練：				
動態活動度訓練：				

主要訓練				訓練紀錄				
訓練動作	組數／次數	休息時間	備註	日期	日期	日期	日期	日期

緩和運動				
訓練動作	速度／每分鐘轉速	坡度／阻力等級	持續時間	備註
心肺適能訓練：				
靜態伸展運動：				

紀錄管理

寫下訓練計畫是擬訂計畫的重要步驟。單單將訓練計畫記在腦中並在訓練時回想，可能會丟三落四、忘東忘西。相較之下，將訓練計畫白紙黑字地攤在眼前，訓練的項目和順序也就一清二楚。

進行訓練計畫的第一步，就是制定訓練大綱，列出重點目標，並將整個訓練的過程拆成幾個較小的階段。每個階段也都應該制定一個短期目標，完成這個階段的訓練時應該達成這些目標。

要一次就制定出詳盡完整的健身計畫，可說工程浩大，拆成幾個較小的部分會容易得多。

舉例來說，如果你打算在四個月內使體能表現提升20％，你可以將這個長期訓練計畫拆成四個為期一個月的短期計畫，一次只制定一個月的目標，而不是一股腦地將整整四個月要完成的目標通通列出。執行第一個月的計畫時，每週都應視情況微調，這麼做有助於使訓練逐漸步上軌道。第二至四個月的訓練計畫，則應根據第一個月的訓練成果制定，有架構地逐步達成主要目標。

整個訓練計畫的主要目標，以及短期的小目標，都應確實抄寫下來。每週的訓練計畫也應留下紀錄，標記每次訓練成功完成的事項，並留一點空間註記每次做出的微調。比如說，懸吊胸推這個訓練動作原定完成3組，每組15次，結果實際訓練時最後一組只做了12次就已精疲力竭，此時就應記下這個與原定計畫不符的結果，也就是說，除了原定計畫之外，也應確實記錄實際達成的結果。這些資訊都將派上用場，幫助接下來幾週的計畫制定得更適合你。〈圖8.1〉是一份訓練紀錄的範例，你可以用它計畫並記錄每次的訓練。

訓練變項

好的訓練計畫應奠基在以往訓練階段的成果之上，循序漸進地加入訓練動作並逐步增加強度。而如何逐步增加訓練計畫的強度，有賴妥善操控各項能立即見效的短期訓練變項。每個變項都影響重大，能根據各人需求增加或減弱訓練難度，或改變訓練目的。接下來我們就稍微認識每一個訓練變項，了解它們能對訓練造成什麼影響。

- **組數**——一個訓練動作在一段連續的時間內重複多次稱為一組。一項動作該進行多少組，依訓練目標及健身者當前的能力而定。通常同一個訓練動作進行的組數越多，表示目標肌肉受到越大的操練、訓練量越大，進而使肌肉受到更大的訓練刺激而適應並生長。一般而言，每項訓練動作進行的組數大都介於2到5組之間，並依訓練目標及各人能力調整。

- **次數**——完成一個完整的訓練動作並回到原點算為一次，比如說二頭肌彎舉這個動作中，肘關節屈曲加上伸展算為一次。一組訓練動作中的重複次數，依訓練目標及健身者

當前的能力而定。一組動作的次數，通常少至6次、多至20次。一般而言，做的次數少就應搭配更重的負荷，這能特別提升肌力並增加肌肉大小；做的次數多就應減輕負荷，藉以特別提升肌耐力並增加肌肉張力。

- **休息時間**——進行每組訓練動作之間的休息時間長度。休息時間的長短，依訓練動作的難度與進行次數而定。

　　如果訓練次數較少，通常就要搭配更重的負荷，肌肉較為費力，因此需要更長的休息時間。高次數的訓練動作，通常代表負荷較輕，肌肉較不費力，因此休息時間可以短一點。一般而言，進行輕負荷的肌耐力訓練時，每組動作之間的休息時間大約是30秒；而進行某些爆發力訓練時，休息時間可長達3、4分鐘。

- **負荷角度**——負荷角度會影響健身者承受的阻力大小。進行懸吊訓練時，能藉由改變身體角度，增加或降低肌肉所支撐的負荷占全身體重的比例。相較於使用啞鈴或壺鈴等外加的阻力器材，進行懸吊訓練時要選定正確的負荷大小沒那麼簡單明瞭，往往需要更多猜測與嘗試，因為懸吊訓練的負荷由身體與地面支點之間的角度決定，角度越小，需舉起的負荷就越重。

- **每次動作進行速度**——完成一次訓練動作的速度，可能是緩慢穩定地進行，也可能是快速爆發一次完成，極慢與極快這兩個極端都會增加訓練的難度。如果以慢速進行訓練動作，一整組動作做下來會使肌肉受張力的時間變長，消耗更多能量；而快速爆發型的動作，則需更費力才能在每次動作時快速克服重力的牽引。快速動作時，肌肉受張力時間較短，但是每次動作的加速和減速過程都會大幅提高難度。一般而言，適中的動作速度通常做起來最容易，這也是大多數人屬意的速度。

- **訓練動作數量**——組成一次完整訓練的動作數量。動作數量越多，通常代表該次健身的訓練量越大，肌肉整體消耗的力氣也越大。

- **動作順序**——單次訓練中，動作進行的順序可能會影響後續動作的難度。影響因素包括動作使用了哪些肌肉部位，以及特別進行了哪些形式的移動。

　　舉例來說，如果剛做完一整組懸吊胸推，馬上就接續懸吊手臂行走棒式運動，後者的訓練效果可能會大打折扣，因為胸部和肩膀肌肉大概早已精疲力竭，難以有效執行棒式運動。雖然棒式運動針對的是核心肌群，還是需要動用胸部和肩膀肌肉，以穩定身體來進行手臂行走，但是做上一個訓練已經使它們極為疲勞。

　　上述例子可能就是糟糕的計畫造成的惡果，但另一方面，你也可以刻意如此安排，故意造成胸部和肩膀肌肉的超負荷。如何安排動作順序以便有效達成訓練目標，我們很快就會在下文談到。

- **訓練頻率**：每週的訓練次數。每週進行越多

次訓練，總體訓練量就越大，刺激肌肉成長的次數也就越多。在適當的情況下增加訓練頻率，可以更快獲得健身成果，但若管理失當也可能導致一些問題。訓練頻率太高會使肌肉沒有足夠時間恢復，這可能導致訓練過度，不僅會使肌肉壓力過大以致發展進度停滯不前，還會提高運動傷害與病痛的風險。

- **肌肉恢復**——在每次訓練之間的恢復期，身體會努力恢復能量儲備、修復並重建肌肉組織及其他部位，這期間你可以透過攝取高品質的營養、盡量降低其他壓力因子的影響，以及確保獲得足夠且高品質睡眠，幫助身體恢復得更加順利。

我們必須明白一個重要觀念：肌肉只有在恢復期才會生長，使身體變得更精實、更強壯。訓練本身提供的刺激很重要，能促進肌肉成長，但若缺乏適當的恢復，單憑訓練動作也只會使身體精疲力竭，使肌肉徒然疲勞且表現低落。

恢復期要多久才適當，取決於各人的身體能力與訓練強度。一般而言，久未運動導致體能失調的人，以及年紀較長的長輩，每次訓練之間的恢復期應比較長。年紀較輕、體能較好的人通常恢復較快，但如果生活中有重大壓力因子，攝取的營養品質過差，還睡眠不足，就算有年輕的身體，恢復也可能極為緩慢，需要休息得更久。

要設計有效的訓練計畫，就必須依照各人的需求，在訓練頻率與適當的恢復期之間找到絕佳平衡。

挑選訓練動作

挑選每次訓練要做的項目時，必須考量幾條準則。首先選出要進行基本動作模式中的哪一類，這樣就能順利鎖定本書訓練動作章節的正確段落。下一步是決定要鍛鍊哪一個肌群，進一步縮小選擇範圍。第五章和第六章列出的每一項訓練動作，都標記了主要的目標肌群。

下一個考量就是你目前的身體能力。每個動作都有幾項等級評分，可以從中看出正確執行動作的難度，以及訓練強度有多大，也就是完成動作會多費勁。技術難度和訓練強度兩項分數的總和，就是整體的挑戰等級，訓練動作從最簡單的2分到最困難的7分都有可能。

此外，你還必須衡量要加強哪一階段的訓練，決定是要增強關節穩定度、肌耐力、徒手肌力，還是速度與爆發力。有些動作只對特定目標有用，無助於其他目標。舉例來說，懸吊深蹲跳對增強速度與爆發力效用絕佳，但對提升肌耐力卻成效不彰，因為做這個訓練時，肌肉會以極高的強度運動，很快就會開始疲勞。

挑選動作項目時，要注意保持一定程度的多樣性，以免做起來興致缺缺。如果盡選些最基本的訓練動作，可能太快就做到了；而如果一味強調同一個動作模式或針對同一個身體部位，訓練計畫一樣會失去吸引力，很快就顯得枯燥乏味。挑選多樣化的訓練動作能幫助你樂在其中，稍微延長訓練計畫的壽命，使你的動

力源源不絕，更容易按部就班地遵照計畫進行訓練。

想像幾個情境案例來探討，或許能幫助各位更明白如何挑選適當的訓練動作，組成有效的訓練計畫。假設有一名運動經驗不多的初學者，想要減重並恢復肌肉張力，尤其是腿部和腹部的肌肉，而我們必須替他挑選適當的訓練，協助他達成上述目標。此時有很多方式都行得通，但以下訓練動作最符合他的需求：

1. 懸吊深蹲（挑戰等級2，見39頁）
2. 懸吊弓箭步蹲（挑戰等級4，見46頁）
3. 懸吊棒式運動（挑戰等級3，見52頁）
4. 懸吊屈體抬膝（挑戰等級4，見55頁）

這些動作所使用的肌群和動作模式都符合這個人的需求，而且都不是很困難或太複雜。要注意的是，這些動作還不足以構成完整的訓練計畫，還得加入上半身的鍛鍊，訓練計畫才會趨於平衡。

現在換個情境，想像一名剛接觸懸吊健身訓練的運動老手，希望藉由這種訓練加強爆發力，改善跑步衝刺的能力。達成這個目標一樣有很多方式，以下列出的訓練各提出一種符合此人需求的方案：

1. 單腳深蹲（挑戰等級4，見41頁）
2. 懸吊深蹲跳（挑戰等級4，見42頁）
3. 低位至高位直臂拉升（挑戰等級5，參見75頁）
4. 臀推窄握划船伸臂（挑戰等級5，見78頁）
5. 前傾衝刺深蹲跳（挑戰等級6，見102頁）
6. 懸吊溜冰（挑戰等級7，見98頁）
7. 懸吊棒式運動旋轉伸臂（挑戰等級5，見110頁）

上述訓練涵蓋的動作模式，有助於提升衝刺能力，包括加強腿部爆發力的動作、單腳的訓練、臀推動作，以及手臂擺動的訓練。此外還包含了核心肌群的旋轉力訓練，因為軀幹能有效旋轉對衝刺能力有決定性的影響。

訓練計畫要能有效達成目標，還有一個重點需多加留意——訓練動作的組合不宜太過困難，以免連終點線的影子都還沒看到，就已經精疲力竭。上述健身者才剛接觸懸吊訓練，就算是運動老手，也比較適合給他更直覺的訓練動作，讓他更快掌握動作訣竅，你可以依挑戰等級挑選適合的動作。挑選訓練動作的關鍵，在於選出的每一個動作都應具有明確目的，直接指向想達成的健身目標。而且除了調整組數、次數和休息時間這些最基本的辦法之外，額外預留空間隨著進步情形逐漸增加難度，也是好方法。訓練計畫進行一段時間後，務必變換動作項目，藉此增添樂趣、改變刺激，使計畫的挑戰性逐步升高。

動作順序

精心挑選出適當的訓練動作後，下一步

便是妥善安排順序，使整個訓練計畫能順暢進行，並小心避免訓練進行到一半肌肉就過度疲勞，導致訓練成效打折。許多懸吊訓練動作可說是牽一髮而動全身，表面上只做一個動作，其實全身上下的肌肉都動用到了。也正因如此，設計出的訓練計畫要完全符合安排動作順序的基本原則，恐怕不是那麼容易。話雖如此，大多數訓練動作都有一個主要針對的肌肉或肌群，清楚每項動作主要針對的肌群為何，就能使你安排動作順序時，符合或至少貼近這些基本原則。本書第五章和第六章收錄的動作，均列出了主要針對的肌群，我們從中挑選訓練動作並安排順序時能派上用場。

你可以依循以下幾條簡單的準則，安排適當的動作順序：

1. 牽涉複雜動作及／或大塊肌肉的訓練動作，應在整個訓練較早的階段進行。
2. 牽涉簡單動作及／或小塊肌肉的訓練動作，應在整個訓練較晚的階段進行。
3. 在單次或單週的訓練中，肌肉及／或動作的負擔應盡量平均分配。
4. 特別針對核心肌群的訓練應最後進行。

動作複雜度

做挑戰等級較高的複雜動作時，尤其是那些技術等級高的動作，對神經系統可能是一大挑戰，因此最好在較早的階段，趁身體還有力、頭腦還清醒，可以聚精會神執行細節時，

就進行這類訓練。如果整次訓練都已接近尾聲才開始做這類複雜動作，累積的疲勞很可能使你無法以標準的姿勢完成複雜動作，徒增受傷風險。由此可見，將較簡單的動作留到最後，才是比較好的做法，這些動作比較容易正確進行，出差錯的風險也較低。

肌肉大小

較大的肌肉或肌群通常較能抵抗疲勞，也能施展更大的力量。反觀小一點的肌肉通常比較快開始疲勞。許多複合動作或多關節動作會同時運用大肌群和小肌群，例如懸吊胸推就同時用到大塊的胸肌，以及上臂後側較小的三頭肌，只不過大部分的負荷是由胸肌承擔。懸吊三頭肌撐體也用到相同的兩個肌群，但這個動作負責承擔負荷的主角是三頭肌，胸肌只不過協助穩定身體。

依照安排動作順序的基本原則，應先進行胸推，再做三頭肌撐體，因為胸部肌肉較大，較能抵抗疲勞，就算先做了幾組胸推動作，做三頭肌撐體時應該仍能協助穩住身體。相較之下，屬於小塊肌肉的三頭肌比較容易疲勞，如果先做三頭肌撐體，接著進行胸推時，三頭肌極有可能太早力竭，導致無法充分鍛鍊胸肌。

肌肉平衡

達到肌肉平衡意味著進行訓練時，確保全身每一個部位的訓練量和訓練強度都經過適

當的平均分配。訓練計畫要達到肌肉平衡的方式有很多，可以在單次訓練中就達成、可以分兩次達成，甚至能在一整週內辦到。而達到肌肉平衡的方式，就是平均訓練肌群或平均訓練動作模式。你如果設計了一套適合運動新手進行的全身性訓練，一定要確保所有動作模式或肌群都受到相同程度的鍛鍊。舉例來說，設計訓練計畫時，納入的推式和拉式運動數量應相仿；胸部受到的訓練也應和背闊肌與斜方肌差不多。不論設計何種全身性訓練計畫，訓練身體其他部位和動作模式時，也應像這樣盡量達到肌肉平衡。

隨著能力逐步提升，可能需要花更多時間訓練各個身體部位或動作模式，才看得見效果。如果要在單次訓練中平衡地鍛鍊全身肌肉，訓練時間可能拖得太長。因此通常從這個時候開始，訓練計畫就要分兩次甚至以一週為期，才能達到肌肉平衡。

假設你每週訓練三天，就可以每次加強不同肌肉部位或動作模式，例如第一天做推式運動和少量核心運動，第二天做拉式運動和深蹲，第三天則是弓箭步蹲和其他核心運動，這樣安排仍然可以達成肌肉平衡。而雖然有兩天都訓練了核心肌群，但這兩天可以只安排一半的訓練量，使這兩天核心肌群訓練量的總和與其他動作模式的訓練量相同。

此外，當週第三天和隔週第一天訓練之間，恢復期應有兩天，確保核心肌群在每次訓練之間有足夠的時間修復。其他天的訓練針對的部位沒有重複，因此訓練之間只需休息一天就綽綽有餘。

核心訓練

核心訓練，就是主要由身體腹部的肌群完成的訓練動作。幾乎所有懸吊訓練動作，或多或少都會使用到圍繞軀幹、並控制骨盆和肋骨之間運動的核心肌群，藉以穩住身體，好更有效地訓練該動作主要針對的肌群。正因如此，要特別訓練核心肌群的話，訓練動作應留到最後階段再進行。如果更早做這類訓練，會導致核心過早疲勞，可能會損害後續動作的成效，因為很多動作都需要核心肌群出力穩住身體，避免身體錯誤晃動。

現在回到我們在前文假設的情境，一名剛接觸懸吊訓練的運動老手要進行我們替他安排的七項動作，如果依照安排動作順序的基本原則，這七個動作可以如下安排：

1. 懸吊溜冰（挑戰等級7，見98頁）
2. 前傾衝刺深蹲跳（挑戰等級6，見102頁）
3. 臀推窄握划船伸臂（挑戰等級5，見78頁）
4. 低位至高位直臂拉升（挑戰等級5，參見75頁）
5. 單腳深蹲（挑戰等級4，見41頁）
6. 懸吊深蹲跳（挑戰等級4，見42頁）
7. 懸吊棒式運動旋轉伸臂（挑戰等級5，見110頁）

有鑑於我們挑出的這七個動作，使用的全是大塊肌群，因此排列動作先後的依據，便是動作做起來的複雜程度，並將特別鍛鍊核心肌群的動作留到最後。安排這幾個動作的順序，絕不只有這種排法，就算動作1和動作2對調，這個計畫還是能有不錯的效果。動作3和4或動作5和6也可以互相對調，計畫也一樣能有效進行。

每次挑選完訓練動作並安排好暫定的順序後，最好養成習慣，再三確認有沒有違反安排動作順序的原則。

組數、次數及休息時間

選定訓練動作並完成排序後，接下來就要制定合適的組數和次數組合。每做完一組動作，都應搭配適當的休息時間，以消除急性疲勞，讓肌肉恢復並準備好做下一組動作。以下準則能讓你更明白，如何視訓練目標安排適當的休息時間。

暖身與緩和運動

決定好主要訓練的動作項目之後，就應針對這次訓練的需求，設計適當的暖身及緩和運動。暖身運動應包含短暫的心肺適能訓練使心率上升，並進行活動度訓練，特別活化主要訓練會使用的身體部位以及動作模式，使身體準備就緒。

一般而言，心肺適能訓練只需進行3到5分鐘，就能提高心率並使肌肉溫度升得夠高。心肺適能訓練的關鍵在於循序漸進，在短短幾分鐘之內，從較慢速與較小的強度起步，然後逐步增加至適中速度和強度。在跑步機上慢跑、橢圓機上慢步、划船機上划船，或踩踩飛輪車，通常就能達到我們想要的效果。如果在家運動，原地慢跑、跳繩、進行開合跳或波比跳等，也能達到相同的目的。

除了心肺適能訓練，也應進行第四章收錄的動態活動度訓練，以提升關節活動度並活

表8.1 一般組數／次數搭配				
目標	次數	每項動作進行組數	每組間休息時間（秒）	負荷
關節穩定或復健	4～15（依關節功能而定）	1～2	60～120	輕
肌耐力及／或肌肉張力	13～20	1～3	30～60	輕至中
徒手肌力	6～12	2～5	45～90	中至重
速度與爆發力	6～12	2～4	90～180	中

化肌肉。做本書收錄的活動度訓練有一大優點
——它們均考量到接下來要進行的主要訓練，
而設計出相近的動作。

主要訓練結束後，應立即進行緩和運動，
協助肌肉回到正常的休息狀態。緩和運動通常
包含一個漸漸緩和心率的運動，以及一些適當
的伸展運動，以恢復肌肉長度至更進一步提升
柔軟度。至於需不需要進行心肺適能運動協助
身體緩和，依最後一項訓練動作的強度而定。
如果主要訓練是以一項高強度的動作收尾，就
應進行2至3分鐘的心肺適能運動，從適中的
強度開始，慢慢減緩至低強度運動。比如說從
輕鬆慢跑減緩至快步走，然後再減緩至慢步走。

該伸展哪些身體部位和肌群，通常視主要
訓練動作而定。設計伸展運動時，應確認各個
主要訓練動作使用的主要肌群為何，並特別為
這些肌肉部位一一安排適當的靜態伸展運動。
此外，如果你有些肌群有長期緊繃的問題，就
算主要訓練過程沒有鍛鍊這些部位，也應伸展
這些肌群，這有助於拉長肌肉並舒緩緊繃的狀
態。你可以從本書第七章挑選適合的靜態伸展
運動。

為初學者設計的訓練計畫

如果你有好一陣子沒有穿上跑鞋出門運
動了，又或者才剛接觸懸吊健身訓練，那麼設
計訓練計畫時，有些因素應特別納入考量。仔
細衡量這些因素，並決定要如何設計訓練計畫
才能調和這些因素，可能會決定計畫最終的成

敗。初學者比較可能會：

- 難以掌握新的動作進行方式
- 沒有足夠能力完全活化肌肉組織
- 肌肉組織耐受度較低
- 需要更長的恢復時間

以上因素代表你必須選擇比較容易的動
作，即使是初學者也能輕鬆掌握，而且這些
動作的訓練強度也不能太高。跳躍或其他需
要猛力進行的動作，對大多數初學者來說強
度都太高。

設定組數、次數和休息時間等訓練變項
時，一樣有賴適當的判斷，才能提供足夠的刺
激迫使肌肉適應，又剛好不適得其反，導致太
過疲勞以致無力完成訓練，或在訓練後肌肉痠
痛至極。對初學者來說，針對每個身體部位進
行一項訓練動作、次數以訓練肌耐力的次數為
準、每項動作進行兩組、較短的休息時間通常
就足夠了。

一般的初學者挑戰等級2到3的訓練動作
通常就綽綽有餘。149頁提供的全身性訓練計
畫範例，就適合從未接觸過懸吊健身訓練的運
動新手。

為中階健身者設計的訓練計畫

中階的健身訓練計畫，適合經常做懸吊健
身訓練，且已進行6至12週的人。但是否準
備好挑戰更高難度的訓練計畫，端看上一階段

圖8.2 初學者訓練計畫A1

暖身運動				
訓練動作	速度／每分鐘轉速	坡度／阻力等級	持續時間	備註
心肺適能訓練：橢圓機	80～120 rpm（每分鐘轉速）	3～6	5分鐘	從阻力等級3、80rpm逐漸提升強度至阻力等級6、120rpm
動態活動度訓練：每個活動度訓練動作進行8到10次——分別訓練大腿後肌、股四頭肌、小腿肌群、髂腰肌、臀肌、背闊肌、腹肌、胸肌。				

主要訓練				訓練紀錄				
訓練動作	組數／次數	休息時間	備註	日期	日期	日期	日期	日期
懸吊深蹲	2×15	30～60秒	本訓練計畫有兩種進行方式：每個訓練動作進行2組，按照順序進行。每個動作只做1組，但中間完全不休息，從頭到尾連續做完8個訓練動作後休息2到3分鐘，恢復後重複一次。					
懸吊側弓箭步蹲	2×15	30～60秒						
胸推	2×15	30～60秒						
懸吊窄握划船	2×15	30～60秒						
反向飛鳥	2×15	30～60秒						
懸吊二頭肌彎舉	2×15	30～60秒						
過頭三頭肌推	2×15	30～60秒						
懸吊棒式運動	2×30～45秒	30～60秒						

緩和運動				
訓練動作	速度／每分鐘轉速	坡度／阻力等級	持續時間	備註
心肺適能訓練：跑步機	9～4英里／小時（約14.5～6.4公里／小時）	0%	3分鐘	逐步降低強度
靜態伸展運動：每個伸展動作維持20到30秒——分別伸展股四頭肌、大腿後肌、臀肌、小腿肌群、胸肌、背闊肌、二頭肌、三頭肌、腹肌。				

圖 8.3　中階訓練計畫 B1

暖身運動				
訓練動作	速度／每分鐘轉速	坡度／阻力等級	持續時間	備註
心肺適能訓練：跑步機	4～10 英里／小時	0%	5分鐘	從時速4英里（約6.4公里）的快步行走，逐漸提升強度至時速10英里（約16公里）的快跑。

動態活動度訓練：每個活動度訓練動作進行8到10次——分別訓練大腿後肌、股四頭肌、小腿肌群、髂腰肌、臀肌、背闊肌、腹肌、胸肌。

主要訓練				訓練紀錄				
訓練動作	組數／次數	休息時間	備註	日期	日期	日期	日期	日期
單腳深蹲	3×10 左＋右	90秒	動作保持慢速、穩定，左右腳都做完才能休息					
深蹲前躍	2×12	90秒						
胸推	2×10	90秒	兩個動作連續各做一組，再進入90秒的休息時間					
胸部飛鳥	2×10							
單臂窄握划船伸臂	3×10 左＋右	90秒	增加懸吊角度造成的負荷，左右邊都做完才能休息					
反向飛鳥	2×12	60秒	增加懸吊角度造成的負荷					
倒立肩推	2×10	60秒						
懸吊二頭肌彎舉	2×12	60秒	增加懸吊角度造成的負荷					
懸吊屈體抬膝	3×15	60秒	動作保持緩慢、穩定					

緩和運動				
訓練動作	速度／每分鐘轉速	坡度／阻力等級	持續時間	備註
心肺適能訓練：飛輪健身車	80～50	6～3	3分鐘	逐步降低強度及踏速

靜態伸展運動：每個伸展動作維持20到30秒——分別伸展股四頭肌、大腿後肌、臀肌、小腿肌群、胸肌、背闊肌、二頭肌、三角肌、髖屈肌、腹肌。

圖 8.4　中階訓練計畫 B2

暖身運動				
訓練動作	速度／每分鐘轉速	坡度／阻力等級	持續時間	備註
心肺適能訓練：跑步機	4～10 英里／小時	0%	5分鐘	從時速4英里（約6.4公里）的快步行走，逐漸提升強度至時速10英里（約16公里）的快跑。

動態活動度訓練：每個活動度訓練動作進行8到10次——分別訓練大腿後肌、股四頭肌、小腿肌群、髂腰肌、臀肌、背闊肌、腹肌、胸肌。

主要訓練				訓練紀錄				
訓練動作	組數／次數	休息時間	備註	日期	日期	日期	日期	日期
懸吊深蹲跳	3×15	90秒						
懸吊弓箭步蹲多方向伸臂	2×12 左＋右	90秒	兩邊各做一組才能休息，伸臂方向共有6個，因此完成12次的動作後共會經歷2個循環					
交替寬握胸推	3×12	90秒	兩個動作連續各做一組才能休息					
低位至高位直臂拉升	3×12							
臀推至划船	2×15	60秒						
懸吊手臂行走棒式運動	2×8 次	60秒						
懸吊交替屈體抬膝	2×20	60秒						

緩和運動				
訓練動作	速度／每分鐘轉速	坡度／阻力等級	持續時間	備註
心肺適能訓練：飛輪健身車	80～50	6～3	3分鐘	逐步降低強度及踏速

靜態伸展運動：每個伸展動作維持20到30秒——分別伸展股四頭肌、大腿後肌、臀肌、小腿肌群、胸肌、背闊肌、二頭肌、三角肌、髖屈肌、腹肌。

的訓練是否已見成效、自己的表現是否有所進步，而不是光憑訓練6週就斷然邁向下一層級。

要改變訓練計畫的難度，更上一層樓的方式有很多，包括：

- 選擇新的訓練動作
- 改變動作次數
- 增加組數
- 調整每組動作之間的休息時間
- 取消訓練動作之間的休息時間
- 增加懸吊角度造成的負荷
- 提升或減緩動作速度
- 提升動作複雜度

健身的人有時會好高騖遠，才開始訓練沒多久就妄想一步登天，大幅改動訓練計畫，變得與初學者階段的訓練計畫天差地遠。這麼快改變訓練方針通常只會適得其反。一般而言，擬定中階的訓練計畫時，最好保留一些初學者階段的元素。

我們必須有所取捨，除了加強訓練計畫的強度使肌肉繼續成長，也要保留一些熟悉的動作，好相信自己有能力滿足新計畫的要求。咬緊牙關、埋頭苦練了6到12週，才終於掌握了初學者階段的訓練，要是中階訓練計畫太困難，彷彿被打回了原點，可能令人灰心喪志、信心全失。因此，最好保留一些挑戰等級2到3的訓練動作，這些簡單動作在初學者階段經常進行，健身者會比較熟悉。除了這些初階動作，設計中階訓練計畫時要選擇一些較困難的動作，最高可至挑戰等級5。而選入的初階動作也應增加強度，調整動作的組數、次數和休息時間。

除了完成初階訓練的初學者，初次接觸懸吊健身訓練但健身底子深厚的運動老手，也很適合進行中階訓練計畫。雖然這類人原本就有不錯的身體素質和運動能力，訓練起來事半功倍，但他們對懸吊訓練這種運動方式不甚熟悉，因此仍不適合直接攻頂，挑戰進階訓練計畫。最好一邊進行中階訓練計畫，一邊學習新的動作技巧，培養後續階段必備的動作控制能力。這類人對健身訓練並不陌生，只不過剛剛接觸懸吊訓練這個訓練形式，因此選擇折衷方案，從中階的訓練練起。替這類運動老手設計訓練計畫時，仍須設定整體的訓練目標，也一樣要考量健身者當前的身體能力。進行全身性訓練會有莫大的幫助，能幫助他們習得良好又全面的動作技術，選擇挑戰等級3到5的訓練動作效果最佳。

爲進階健身者設計的訓練計畫

一旦掌握了各項中階訓練動作的精髓、習慣訓練的強度，並適應動作的挑戰後，就是攀上巔峰、挑戰進階訓練計畫的時候了。如果你是從初學階段練起，建議至少經過16至24週循序漸進的懸吊訓練後，再挑戰進階計畫。

設計進階訓練計畫時，有很多方式可以操控訓練變項，藉以提升挑戰難度，包括：

- 分部訓練
- 使訓練階段更上一個層級
- 控制訓練與休息的比例
- 採用進階的訓練法
- 結合其他訓練模式
- 提升動作複雜度

隨著能力日漸增強，以分部訓練的方式執行訓練計畫簡直事半功倍。如果能力已達一定程度的進階階段，但每次進行訓練仍要練遍全身上下的肌肉才肯罷手，那麼組數、次數和動作的數量，勢必要增加到一定的程度，才會對肌肉造成足夠的刺激。要一次完成如此龐大的訓練量，恐怕得練到天荒地老。為了節省進行每個動作的時間，同時確保肌肉繼續成長，我們可以將針對不同的身體部位或動作模式的訓練，分拆至不同天進行。例如：

- 第一天：推式運動、深蹲運動、核心運動
- 第二天：拉式運動、弓箭步蹲運動、核心運動

晉升至不同的訓練階段可能樣重要。等能力足以進行進階訓練計畫後，不必停留在肌耐力或徒手肌力的訓練階段，將一些訓練動作升至爆發力訓練階段可能會有所幫助。各個訓練動作也可以搭配一些與懸吊訓練相得益彰的進階訓練法，例如超級組訓練法（Superset）、三組式訓練法（Tri-set）、PHA循環訓練法等等。這三個方法都有助於提升訓練密度，使肌肉受到加倍的刺激、訓練獲得加倍的成效，但一定要確保每次訓練之間肌肉都能確實地恢復。接下來我簡單介紹這三個進階訓練法的內容，幫助你更了解它們的差別。

- **超級組訓練法**——連續進行兩項訓練動作形成一個超級組，中間完全不休息。這兩項動作應使用同一個肌群或動作模式，要不然就是兩個相對的肌群或動作模式，例如連續兩個推式運動，或者一個推式運動搭配一個拉式運動形成一組動作。
- **三組式訓練法**——與超級組訓練法大致相同，只不過要連續進行三項訓練動作形成一組，而這三項訓練動作通常使用同一個肌群或動作模式。
- **PHA循環訓練法**—— PHA的全稱為 Peripheral Heart Action，可以直譯為「週邊心臟活動訓練法」。簡單來說，它結合三項訓練動以及一小段有氧運動，一共四項運動形成一組。三項阻力訓練動作會分別鍛鍊三個不同的部位，整組訓練循環會促使血液從一個部位流入另一個部位。最常見的PHA循環訓練通常包含一項推式運動、一項拉式運動、一項腿部運動，最後以一項有氧運動收尾。連續完成整組四項訓練才能休息，休息完畢後再重複訓練循環。

圖 8.5　進階訓練計畫 C1

暖身運動				
訓練動作	速度／每分鐘轉速	坡度／阻力等級	持續時間	備註
心肺適能訓練：划船機	25～30spm（每分鐘划船次數）	7	5分鐘	從 2:20 分鐘／500 公尺逐漸提升強度至 1:50 分鐘／500 公尺

動態活動度訓練：每個活動度訓練動作進行 8 至 10 次──分別訓練大腿後肌、股四頭肌、小腿肌群、髂腰肌、臀肌、胸肌、腹肌。

主要訓練				訓練紀錄				
訓練動作	組數／次數	休息時間	備註	日期	日期	日期	日期	日期
高寬式胸部飛鳥	3×8 左＋右	PHA 循環訓練：連續進行 4 項訓練動作後休息 120 秒	左右手都做完胸部飛鳥算為一次					
橫狀面深蹲跳	3×8		向右跳再向左跳回算為一次動作					
懸吊棒式運動旋轉伸臂	3×8		朝左右各伸臂一次算為一次動作					
跑步機	3×1 分鐘		以 70% 強度慢跑（9～12 英里／小時，約 14.5-19.3 公里／小時）					
深蹲前躍	2×10	90秒	連續進行兩組動作形成超級組，然後才能休息					
單腳深蹲跳	2×10							
懸吊手臂行走伏地挺身	3×12	90秒						
反向棒式交替抬腿	3×12	90秒						

緩和運動				
訓練動作	速度／每分鐘轉速	坡度／阻力等級	持續時間	備註
心肺適能訓練：飛輪健身車	80～50 rpm	6～3	3分鐘	穩定地逐步降低速度和強度

靜態伸展運動：每個伸展動作維持 20～30 秒──分別伸展股四頭肌、大腿後肌、臀肌、小腿肌群、髖屈肌、胸肌、三頭肌、腹肌、豎脊肌。

圖8.6 進階訓練計畫C2

暖身運動				
訓練動作	速度／每分鐘轉速	坡度／阻力等級	持續時間	備註
心肺適能訓練：橢圓機	100～150 rpm	4～8	5分鐘	從阻力等級4、100rpm，逐漸提升強度至阻力等級8、150rpm
動態活動度訓練：每個活動度訓練動作進行8到10次——分別訓練大腿後肌、股四頭肌、小腿肌群、髂腰肌、臀肌、背闊肌、二頭肌、腹肌。				

主要訓練				訓練紀錄					
訓練動作	組數／次數	休息時間	備註	日期	日期	日期	日期	日期	
臀推至划船	3×15	三組式：連續進行3組動作後，休息120秒	臀推時肌肉猛力收縮，返回起始位置的過程則穩穩進行						
懸吊寬握划船	3×12		維持平穩的速度						
單臂寬握划船單腳深蹲	3×10		只需達到半深蹲的深度						
懸吊弓箭步蹲多方向伸臂	3×12	90秒							
懸吊溜冰	3×12	90秒							
懸吊鋸子運動	3×10	90秒	連續進行這兩項訓練動作形成超級組，完成後才能休息						
懸吊手臂行走屈體抬膝	3×10								

緩和運動				
訓練動作	速度／每分鐘轉速	坡度／阻力等級	持續時間	備註
心肺適能訓練：跑步機	9～4英里／小時（約14.5～6.4公里／小時）	0%	3分鐘	穩定地逐步降低速度和強度
靜態伸展運動：每個伸展動作維持20到30秒——分別伸展股四頭肌、大腿後肌、臀肌、小腿肌群、髂腰肌、內收肌群、背闊肌、二頭肌、後三角肌、腹肌。				

上述每一種訓練法都藉由移除休息時間，在一定的時間內進行更多訓練動作，進而提升了訓練密度。這類方法通常都非常劇烈，會使肌肉更加疲勞、主要鍛鍊的肌肉部位也會產生乳酸堆積，增加身體的代謝負擔。乳酸是肌肉進行高耗能運動的副產品，一般認為與肌肉強烈的灼燒感有關，會降低肌肉表現。有鑑於此，投入上述三個進階訓練法之前，最好先聽聽這句忠告——務必避免過度訓練。每次訓練挑選一兩樣訓練法就綽綽有餘了。154 與 155 頁提供了進階訓練計畫的範例，兩套訓練動作各自在一週內進行兩次，組成每週四次的整體訓練計畫。

從本章提供的各階段訓練計畫範例可以一窺端倪，明白如何組合各項訓練動作並進行相關變化，這能為具備不同能力的健身者量身打造有效的訓練菜單，並且使各項訓練常保新鮮，做起來其樂無窮。

欲將各式訓練動作結合成新意十足、引人入勝的一次訓練，方式其實有很多，本章的目的在於傳授你一些基本原則，協助你設計出最適合自己的計畫。掌握大原則並且懂得如何應用，遠比盲從別人設計好的訓練計畫強得多，如果你有意從事健身，實在不應完全不明白訓練計畫蘊含的邏輯就照單全收。有些人會因害怕犯錯而裹足不前，不敢放膽邁向健身目標。你應該抱持正面積極的態度，一有新想法就儘管嘗試，這終將領你達成訓練目標。

只要依循以下五個簡單的步驟，就能成功設計出最適合你的訓練計畫，而且不論是規劃的過程，還是接下來幾個月實際訓練時，一定都能體會那無窮無盡的樂趣。

1. 挑選幾個明確指向訓練目標的動作。
2. 遵循安排動作順序的四條基本原則，替挑選出來的訓練動作決定順序。
3. 依個人能力與階段訓練目標，設定適當的組數、次數與休息時間。
4. 設計簡短的暖身與緩和運動，讓主要訓練即將鍛鍊的肌肉部位做好準備，並在訓練結束後確實伸展這些部位。
5. 時時調整訓練項目並逐步提升難度，以免訓練陷入一灘死水，應一步一腳印地邁向短程、中程和長程目標。

務要提醒自己——時時變化、日日精進，這是設計懸吊健身訓練計畫不可或缺的成功關鍵！

「懸」而未決？
KEPT IN SUSPENSE

9

　　就算是意志最堅定的健身者，要不屈不撓地長期遵循訓練計畫，也是艱困無比的挑戰。健身的人往往會陷入一個季節性的健身週期，時而攀上高峰、鬥志高昂，時而又跌落谷底，找不到繼續邁進的動力。各大健身房的新年健身潮就是典型的例子，新年一到，勒緊褲腰帶加緊健身的人數馬上暴增，人們的運動量也跟著暴漲。每年季節轉換時，尤其是每逢春初乍暖時分，人們往往會更積極鍛鍊身體，期望形塑出健美身形。

　　還有一種現象也很常見：健身者一展開新的訓練計畫就埋頭苦練，拚死拚活地維持了幾週，結果才剛看見初萌的成果，就氣力放盡、功虧一簣了。隨之而來的往往是健身計畫戛然而止，連續一、兩個月毫無動靜，然後才又重回戰場，卻只會再度陷入三天打魚、兩天曬網的無限輪迴。

　　相信大家對週末限定的健身狂人都不陌生，這類健身者每到週末就孜孜不息地訓練，週間卻完全不見蹤影。

　　這種猛衝急煞的健身方式，不論是每週就循環一次，還是沉寂更長的時間才重啟訓練，通常都不會有很好的成效，頂多只能維持體態。不是全有就是全無的極端週期式訓練模式，不太可能獲得實質的健身成效，體能也不會有長足的進步。與其在火力全開與突然熄火之間來回擺盪，倒不如採取不那麼激情澎湃，卻能細水長流的健身方式。將適當的訓練模式融入生活，化為能時刻享受的生活習慣，豈不是達成長遠目標更好的辦法嗎？

　　養成能融入生活的健身習慣有時不太容易，一部分的問題，出在大多數人都強迫自己遵循現代社會既定的運動觀念與習慣。例如每週訓練三次，星期一、星期三、星期五都至少訓練一小時，甚至將每次訓練都分割成有氧運動和阻力訓練兩大部分等等，都是大多數人對運動的既定觀念。以我多年來從事健身訓練工作的經驗，儘管我從未向客戶施加有形無形的壓力或抱有什麼期待，大多數人都表示希望每週訓練三次，而且每次一小時。這其實是很

有趣的現象，因為英國人上健身房頻率的全國平均值，比較接近每週兩次。每週進行三次為時一小時的訓練，對某些人來說可能太少，不足以使肌肉生長；但對另一些人來說可能又太多，無法與生活中其他重要事項調和共存，因此從開始的那一刻就注定失敗。現代人普遍生活繁忙，光是要將訓練計畫塞入每日行程中就是艱難挑戰。這單純是因為照顧孩子、人際關係、工作事業、改善家庭、社會責任等相關事務在他們的價值系統中，比較優先。硬是將社會對運動的既定觀念與標準，塞入他們原本就步調飛快甚至繁忙紊亂的生活中，大概只會徒勞無功，建立長期健身習慣更是毫無機會。由此可見，最好從一開始就打破常規，依循比較有可能融入現代人生活形態的訓練準則。訓練頻率的選擇可能包括以下選項：

- 每週訓練 4 次，每次訓練 30 分鐘。
- 每週訓練 2 次，每次訓練 1 小時，在一週內平均分攤。
- 每週訓練 5 次，每次訓練 20 分鐘。
- 週末訓練 2 次，週間訓練 1 次，每次訓練 45 分鐘。
- 每週進行 2 次 30 分鐘晨練、1 次 1 小時夜練，在一週內平均分攤。

大家可以採用的訓練頻率，絕不限於以上幾種，我列出這些選項，是為了說明進行訓練不必受限於常規，仍能有豐富的收穫，養成可以長期維持的健身習慣。確實，我們可能因為生活中突發事件，而必須更動健身的日期。制定這種有彈性的計畫，有助於避免落入猛衝急煞的訓練循環，不會因為常常中斷訓練而士氣低迷，最終導致訓練計畫全面崩盤。

喜歡生活規律、容易預期是人之常情。許多人養成了日常生活習慣，每天都會進行一次，不特別留意甚至沒有自覺。建立規律的習慣會使我們感到安全、踏實、正常。當我們將某個新鮮事物帶入日常生活，例如展開新的健身訓練計畫，一開始可能會感覺像一份苦差事，因為這打破了我們為自己建構的舒適圈，打亂了原本四平八穩的日常規律。快速將訓練計畫融入日常生活規律的方式之一，是謹守同一個訓練計畫，漸漸使每次訓練都變成再熟悉不過的習慣。連續幾週忠實地執行訓練計畫後，身體會逐漸適應訓練的刺激，原本做起來很艱難的動作，很快就會上手。

待身體逐漸調適，已能綽綽有餘地完成原本的訓練計畫，就該著手改變了。問題是，這個需要做出改變的時刻，通常也是我們好不容易感到訓練計畫已成為日常習慣的時候，這時很多人往往不願重新走出舒適圈，突破這個已習以為常的計畫了。畢竟當初可是費盡千辛萬苦，才將訓練計畫融入日常生活，成為再熟悉不過的習慣，現在又要翻天覆地然後重新適應新的規律，實在令人退避三舍。事實也確實如此，但這正是身為健身者的我們必須做的事。時時改變，是訓練計畫持續獲得成效不可或缺

的要素。

　　為你的訓練計畫創造全新元素，是常保新鮮、維持動力的最大關鍵。一旦訓練變成例行公事，以下問題也會隨之而來——訓練動作很快就會顯得無聊乏味，令人興致缺缺甚至了無生氣，實在無法維持興趣並享受訓練過程。養成習慣的力量或許能支撐你一段時間，但就運動來說，缺乏興致、動力低落的缺點，很快就會蓋過養成習慣的好處。而當無聊逐漸席捲而來，將這項運動拋諸腦後的那日也就不遠了。打從展開訓練計畫的那一刻起，我們設定的目標與懷抱的期望，就應是更上層樓，進步到下一個階段，然後更換並升級訓練動作。

　　我們活在推崇「升級」的世代，手機非最新機型不買，軟體更要時時更新，進行訓練計畫時，最需要的正是這種心態。完全掌握上一階段的訓練計畫並獲得成效後，最棒的獎賞不就是升級到下一個訓練階段嗎！當訓練計畫逐漸成為例行公事，我們一定要盡可能追求這類變化。如此才能激發我們的興致、點燃我們的動力，也能確保身體時刻受到挑戰，受到足夠的刺激得以激發肌肉的生長與適應。由此看來，我們不該任由訓練動作變成無聊透頂的習慣而無所作為，反而應養成時時更新、日日微調訓練計畫的習慣。

　　當你設計出適合自己的訓練計畫，並開始思考如何將這個新計畫融入日常生活，你就會發現，懸吊健身訓練不論是獨立進行，抑或是與其他訓練方式相互搭配，都是絕佳選擇。它不但是助你達成訓練目標的利器，還能讓你樂在其中。而且購買一套懸吊訓練器材，就能夠將整套訓練計畫隨身帶著走，不論你人在哪裡，訓練帶一掛就能就地開練，對生活繁忙的人來說，這絕對是一大福音。

　　最重要的是，我期望本書提供的資訊與教學，能協助你自信滿滿地踏出懸吊健身訓練的第一步。誠願你儘速見到訓練成果，早日達成你為自己設定的訓練目標，並且樂在其中。祝各位懸吊愉快！

懸吊訓練動作快速索引

重要字詞

外展（abduction）：在額狀面上進行，遠離身體中心線的外展動作。

內收（adduction）：在額狀面上進行，朝向身體中心線的內收動作。

負荷角度（angle of loading）：進行懸吊健身訓練時，身體與地面之間的夾角。

生物力學（biomechanics）：研究身體力學現象的學問，尤其是研究肌肉和重力對骨骼結構的作用力。

扣環（carabiner）：能安全扣上的金屬環扣。

人體重心（centre of gravity）：人體重量的中心。如果以此點為基準，身體其餘部位彼此達到平衡。

共同收縮（co-contraction）：關節兩側的肌肉一起作用以固定關節，或在移動時更有效地穩定關節。

複合／多關節動作（compound exercise）：最主要的力學機制，會用到多於一個關節的動作。

重大健康疑慮（contraindication）：由於會提高受傷風險，導致不能進行運動的傷病或其他因素。

動態活動度訓練（dynamic mobility）：有節奏地活動關節，以拉長肌肉組織並改善關節力學、流暢度和活動度。

施力臂（effort arm）：支點到施力點的距離。

肌耐力訓練（endurance training）：專為提升肌肉反覆收縮而不疲勞的能力所設計的訓練。訓練特性通常是重複多次、負荷輕、組數少，以及休息時間較短。

動作複雜度（exercise complexity）：進行動作的技巧難度。

伸展（extension）：展開關節使骨頭與骨頭之間的角度變大。

屈曲（flexion）：彎曲關節使骨頭與骨頭之間的角度變小。

額狀面運動（frontal plane movement）：朝向或遠離身體中心線的側對側動作。例如外展與內收動作。

肌肥大訓練（hypertrophy training）：專使肌肉變大的訓練方式，能增加肌肉組織的橫斷面積。訓練特性通常是重複次數適中、負荷中等、組數多、休息時間短到中等。

單一關節動作（isolation exercise）：最主要的力學機制，只會用到一個關節的動作。

側向（lateral）：朝向兩邊或遠離中央。

力學優勢／機械利益（mechanical advantage）：使用工具、機械裝置或機械系統，將作用力放大。

中間的（medial）：朝向中央或遠離兩端。

力臂（moment arm）：關節與對關節施力的作用線之間的距離長度。

動量（momentum）：物體質量與速度的乘積，反映移動物體的力量或衝勁。

肌梭（muscle spindle）：深埋在肌肉組織中的感覺受器，能偵測肌肉長度變化以及長度變化的速度，並做出反應。

鐘擺效應（pendulum effect）：鐘擺規律的擺動運動，受重力影響、具有動量；重力對一個懸吊在支點下擺動的物體的影響。

支點（pivot point）：轉動系統的軸心點。

本體感覺（proprioception）：藉由身體本體內部的感覺受器，對動作和空間方位產生的一種無意識感覺。

抗力臂（resistance arm）：支點到抗力點的距離。

矢狀面運動（sagittal plane movement）：遠離身體中心線的向前或向後動作。例如屈曲和伸展動作。

脊椎打直（spinal alignment）：將脊椎維持在固定位置，每一塊脊椎骨承受的負荷均勻分布，塊塊相疊呈s形自然彎曲。

靜態伸展（static stretching）：靜態地拉長肌肉組織並且維持一段時間，好增加或恢復肌肉長度。

牽張反射（stretch reflex）：肌肉拉長時產生的神經反射動作，刺激同一塊肌肉收縮。

力矩（torque）：物體繞著支點轉動的趨向。

橫狀面運動（transverse plane movement）：繞著身體縱軸旋轉的動作，例如內旋或外旋動作。

織帶（webbing）：強韌細緻的織料，用來製作訓練帶或腰帶等物品。